现代综合医院建设管理实践

主　编　刘万利　　张远平
副主编　杨　毅　　冯　一　　蔡琳玲
参　编（以首字母拼音为顺序）

蔡红林	陈珍妮	邓　悟	丁新民	董　彪
付　虹	郭　琪	韩艺文	匡金玲	李　杰
李立山	李四凤	李宗虎	刘光胜	刘　建
刘　军	刘可可	刘　力	刘　璐	刘　钰
鲁　未	吕　鸿	欧阳文麟	任新鹏	唐　军
唐开普	王德龙	王硕非	韦　伟	魏　超
魏　苡	吴　帆	夏志伟	熊耀清	徐建兵
徐　进	徐新光	张冬雪	张国昊	张进华
张晓娅	赵　捷	郑　颉	郑　俊	郑智文
曾　希	曾雪冰	周劲炜	周　利	周　然
周小清				

四川大学出版社
SICHUAN UNIVERSITY PRESS

图书在版编目（CIP）数据

现代综合医院建设管理实践 / 刘万利，张远平主编．
成都：四川大学出版社，2025.5． -- ISBN 978-7-5690-
7762-9

Ⅰ．R197.32

中国国家版本馆CIP数据核字第2025A8603Q号

书　　名：	现代综合医院建设管理实践
	Xiandai Zonghe Yiyuan Jianshe Guanli Shijian
主　　编：	刘万利　张远平
选题策划：	许　奕
责任编辑：	许　奕
责任校对：	倪德君
装帧设计：	中国建筑西南设计研究院有限公司
责任印制：	李金兰
出版发行：	四川大学出版社有限责任公司
	地址：成都市一环路南一段24号（610065）
	电话：（028）85408311（发行部）、85400276（总编室）
	电子邮箱：scupress@vip.163.com
	网址：https://press.scu.edu.cn
印前制作：	四川胜翔数码印务设计有限公司
印刷装订：	四川五洲彩印有限责任公司
成品尺寸：	185mm×260mm
印　　张：	11.75
字　　数：	289千字
版　　次：	2025年6月 第1版
印　　次：	2025年6月 第1次印刷
定　　价：	60.00元

本社图书如有印装质量问题，请联系发行部调换

版权所有 ◆ 侵权必究

前言

　　四川大学华西天府医院（书中简称"华西天府医院"）是由四川天府新区管委会与四川大学华西医院以"政府主导、品牌引领、资源共享、共建共赢"为原则，按三级甲等医院标准建设的综合性公立医院。华西天府医院建成于2021年，坐落于四川天府新区，总投资额约40亿元，总建筑面积约28万平方米，设置床位1200张、手术室66间、停车位2000个，是一所由四川大学华西医院按同质化模式全面运营管理且学科门类齐全的现代化智慧医院。华西天府医院于2018年4月开工建设，2019年12月住院楼封顶，2020年7月装饰装修和机电安装工作全面启动，2021年10月13日正式投入运行，在建设过程中推广、运用了10个大项及31个小项的新技术。

　　全书共8章，以医院的建设过程为主要代表案例，包含项目建设管理、规划与设计、建筑与装饰装修、设施设备管理、医院专项工程建设、辐射防护工程建设与评价、大型医

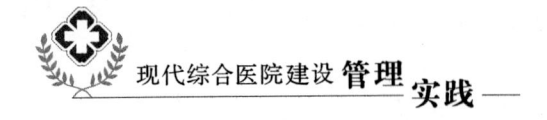

疗设备规划与建设、智慧医院建设等内容。本书直面医院建设的痛点，以问题为导向，聚焦问题提出思考和建议，旨在为广大医院工程建设管理者提供借鉴。

  本书在编写过程中得到了各参编单位的大力支持，多位行业专家提出了宝贵意见，在此表示衷心的感谢。由于编写水平有限，书中难免存在瑕疵，如有不妥之处，敬请广大读者提出宝贵意见或建议，以供后期修编完善。

目录

第一章 项目建设管理 ·· 1
  案例一 专项督办在医院建设精细化管理中的运用 ············ 1
  案例二 医院项目代建模式中的设计管理难点解析 ············ 5

第二章 规划与设计 ·· 11
  案例一 城市背景下的医院总体规划 ························ 11
  案例二 医院人性化空间构想 ······························ 15
  案例三 基于医院定位的医疗模式策划 ······················ 18
  案例四 室外总平工程规划与建设 ·························· 20
  案例五 医疗工艺专项设计与建设实践解析 ·················· 28

第三章 建筑与装饰装修 ····································· 33
  案例一 净高控制 ·· 33
  案例二 装饰材料的控价分析 ······························ 37
  案例三 挡烟垂壁的美观和安装问题 ························ 42
  案例四 医疗家具特殊节点处理 ···························· 43

第四章 设施设备管理 ······································· 53
  案例一 医院供电系统的可靠性 ···························· 53
  案例二 用电容量规划和应对后期新增容量处理 ·············· 61
  案例三 重要区域不间断供水保障措施 ······················ 67
  案例四 医院蒸汽系统规划与实施 ·························· 70

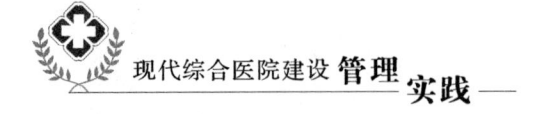

案例五 弱电间规划 ··· 73
  案例六 信息机房的选址规划和用电规划 ·· 76
  案例七 医院智慧管理运营后勤平台 ··· 78
  案例八 医院同层排水与异层排水 ·· 87
  案例九 医院典型空气末端设计与实施分析 ······································ 89

第五章　医院专项工程建设 ··· 97
  案例一 医院箱式物流系统建设 ··· 97
  案例二 医院污水处理专项设计 ··· 104
  案例三 医院导视标识建设 ··· 108

第六章　辐射防护工程建设与评价 ·· 113
  案例一 医院大型放射设备典型设计问题分析 ································ 113
  案例二 大型放射设备用房结构处理措施 ······································ 116
  案例三 医院常用Ⅲ类射线装置放射防护工程建设与评价 ················ 121
  案例四 医院常用Ⅱ类射线装置放射防护工程建设与评价 ················ 127
  案例五 核医学科的放射防护工程建设与评价 ································ 131

第七章　大型医疗设备规划与建设 ·· 137
  案例一 数字减影血管造影系统的建设实践 ··································· 137
  案例二 正电子发射断层显像/电子计算机断层扫描系统的建设实践 ··· 142
  案例三 集中供透析液系统建设实践 ··· 148

第八章　智慧医院建设 ·· 153
  案例一 智慧患者服务 ·· 154
  案例二 智能数字化手术室 ··· 159
  案例三 智慧病房 ·· 164
  案例四 大数据平台建设与应用 ··· 170
  案例五 智慧安防建设 ·· 177

第一章 项目建设管理

案例一
专项督办在医院建设精细化管理中的运用

一、案例背景

托管式医院建设是现代化医院建设过程中发展出的崭新课题。项目在建设收尾阶段尝试了以院方作为运营使用单位，对遗留问题进行专项督办的管理模式，以实现闭环的精细化管理，达到预期效果。

（一）建设管理模式

天府新区政府作为办医主体，负责确定项目建设总体目标，并筹措建设资金，明确天府新区卫生健康行政主管部门为建设项目业主。建设项目业主委托天府新区项目管理单位作为代建单位，代建设项目业主履行部分管理职能，并履行基本建设程序，按照天府新区政府确定的总体建设目标，将华西天府医院建设完成后移交四川大学华西医院托管运营。四川大学华西医院作为项目建成后的使用方，成立筹备组，负责医院运营筹备工作，就医疗功能、学科设置、布局流程、设备设施配置等方面提出使用需求，并配合建设项目业主完成相应的工作，但不直接参与项目建设管理。

为有效推进项目建设进度，天府新区政府还成立了包括发改、规划、环保、财政等政府相关主管部门负责人在内的项目推进工作领导小组，定期召开会议，协调解决在项目建设过程中遇到的各项重大问题。

（二）项目发包情况和建设推进情况

除部分医疗专项由建设项目业主单独发包外，项目建设内容主要采用设计采购施工总承包发包模式（EPC发包模式），由国内知名的勘察单位、设计单位、施工单位（各一家）组成的联合体中标承包，施工单位为联合体牵头人。

在项目推进工作领导小组的强力推进下，通过各参建单位的共同努力，项目推进效果总体较好。至2021年10月中旬，与门诊业务相关的区域已基本完成安装和装饰工作，室外总平面也已基本施工完成，基本具备使用条件。按照天府新区政府的统一部

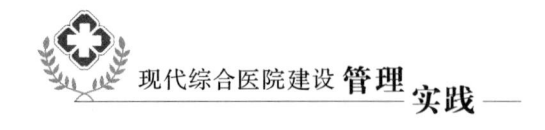

署，华西天府医院先期对外开放了门诊（含门诊手术）业务，并在2022年相继开放了急诊、住院及其他相关业务，2023年医院已全面投入使用。

二、建设难点

全面投入使用面临的主要问题：收尾工作推进缓慢。

2021年10月中旬门诊开业后，华西天府医院还存在较多建设方面的遗留问题需要收尾，收尾后方具备开展急诊、住院、手术及其他相关业务的条件，实现医院全面投用。收尾工作琐碎繁重，需投入较大精力并配备必要的资源才能完成。例如，医院标识导向系统的安装制作、智慧物流系统的设备调试等关系到就医体验和医院的运行效率，如果不能按时完成收尾工作，将对医院的正常使用带来不同程度的影响。而在收尾阶段，这些问题以发函、开会的方式通过多方会谈和现场调研往往能达成共识，但在执行层面却基于各种原因无法有效推进，使得解决问题的进度无法达到预期。

为切实解决工程建设方面存在的问题，确保医院已开放的门诊业务能正常开展，并保证急诊、住院及其他待开放业务能如期开展，需寻求一种能有效推进遗留问题解决进度的管理模式。

三、解决方案

鉴于收尾工作推进缓慢的实际情况，经华西天府医院与建设项目业主、代建单位等单位反复研究，决定由医院牵头成立收尾工作推进工作组，在政府牵头成立的项目推进工作领导小组的领导下，以医院整体业务开放为目标，采用专项督办的模式，全力推进解决收尾阶段的遗留问题。收尾工作推进工作组于2021年11月下旬成立并开始工作，具体方法与措施如下：

1. 收尾工作推进工作组成员由各参建单位项目负责人、医院相关职能部门（科室）负责人、各单位相关专业技术人员组成。收尾工作推进工作组设立一名专项督办人员（下称"督办专员"），督办专员为医院工作人员，负责汇总整理相关问题并与各相关单位进行沟通联系。

2. 按医院业务功能将院区划分为麻醉手术区域、急诊急救与重症监护病房区域、普通病房区域、其他区域四个区域，并为每个区域设立推进工作小组，小组成员均来源于收尾工作推进工作组。

3. 各推进工作小组均按照全面开院的目标，围绕基建、设备、安全保障等要素，每天全面检查和收集各相应区域存在的问题和遗留的工作，了解存在的问题和遗留的工作的动态变化情况，并向督办专员反馈。

4. 督办专员每日汇总整理各推进工作小组反馈的各区域存在的问题和遗留的工作。督办专员结合建设项目业主代表反馈的情况，综合整理形成问题清单（专项督办清单）。专项督办清单被提交给建设项目业主代表，作为督促各相关责任单位解决问题的依据，并在收尾工作推进工作组微信群内公布，在收尾工作推进工作组内实现"一个声音"，避免出现信息不对称的情况。

5. 建设项目业主代表对照专项督办清单，每日对各项问题的解决情况进行核实，并向督办专员反馈。

6. 收尾工作推进过程中，若遇相关单位意见不统一的情况，由收尾工作推进工作组协调相关单位及时进行沟通并达成共识。若遇重大分歧而无法达成共识，及时上报项目推进工作领导小组，寻求解决途径。

与政府牵头成立的项目推进工作领导小组不同的是，收尾工作推进工作组重在执行层面，着力解决收尾工作中的具体问题，工作相对微观；同时采取"每日督办+即时沟通"的工作方式，沟通协调机制相对灵活。

××××年××月××日专项督办清单见表1-1-1。

表1-1-1 ××××年××月××日专项督办清单

××医院××区域进度							
序号	工作任务	计划完成时间	今日进度	院方反馈	建设方反馈	负责人及电话
1	全院一键报警系统上线	2022年2月17日	异常	2022年2月17日未完成	住院楼待家具到位后再安装，门诊楼已调试，具备报警功能，存在5处故障正在测试处理，计划1月25日处理完成	×××
2	住院楼扶手安装	2022年2月28日	异常	2022年2月28日未完成	深装与过控就价格未达成一致，沟通中	×××

四、案例总结

1. 自华西天府医院筹备期起，四川大学华西医院就已为其成立了筹备组，配合医院建设全过程的相关工作。随着华西天府医院组织架构正式确立，规章制度逐步完善，门诊开业运营，运营管理团队已较为全面地了解到华西天府医院的建设现状和全面开业所需的基建、设备和安全保障条件。在此背景下，由华西天府医院牵头成立收尾工作推进工作组，以需求为导向，对于解决遗留问题更有针对性和可行性。

2. 华西天府医院作为牵头人，仅对督办事项的真实性和时效性负责。专项督办清单采取动态增、销项的模式，沟通协调工作由督办专员对接，各单位均能及时透明地了解各项问题的落实整改情况。各单位各司其职、各负其责，有效改善了多单位间沟通效率和执行效率低下的问题。

3. 专项督办清单促进了多方协作和相互监督。专项督办清单是问题更新、整改落实的唯一依据。问题始终是问题，无人问津的问题是不会随着时间推移而自然消失的。医院方主动"动起来"，起到了很好的带头表率作用，正面影响了小组内所有成员。各单位均以不同形式"动起来"，比如自发成立了内控品管圈，以专项督办清单为基准，以解决具体问题为导向，线上与牵头人协同沟通的同时，线下主动跨单位"结对子"，

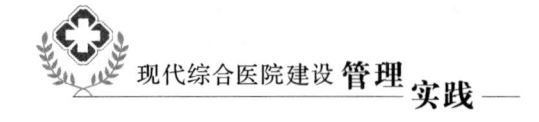

建立了多个更为灵活专业的"小分队"，跟踪督办各类问题的解决并实时反馈。

4. 督办模式与时俱进，适时优化。收尾工作推进工作组开始运行的2个多月内，主要成员就督办模式进行了多次讨论，结合进度推进实际情况，不断优化督办模式，专项督办清单的格式也相应更新。最终专项督办清单以简洁直观、清晰明了的方式呈现了问题条目、院方核实情况以及建设业主单位反馈的整改跟进情况。从最早的仅对问题进行简单梳理到问题层层落实到个人，专项督办清单始于督办专员，又终于督办专员，最终形成了闭环管理模式，完成了从粗放式管理到精细化管理的进阶。

5. 专项督办清单实现了"一个声音"，保障了组内所有成员获取信息渠道的唯一性。对于可能存在的信息不对称情况，督办专员采取了线下线上相结合的方式跟进核实，大幅减少了各单位间的无效沟通成本，确保了信息渠道畅通统一。对于较为突出的问题，督办专员在每日公布专项督办清单的同时，会在收尾工作推进工作组微信群内进行单独说明，这样有利于各方根据轻重缓急程度及时安排跟进。例如，2022年1月21日，专项督办清单出现了标注为"特别严重"的问题项：门诊手术室冷热源系统出现故障，其中热水系统主机房水压高达1.0MPa（正常情况应为0.6MPa），而冷冻水系统主机房水压低至0.2MPa（正常情况应为0.6MPa），该问题若不及时解决，将严重影响手术室的正常运行。督办专员核实问题后立即在收尾工作推进工作组微信群进行了说明，随即问题相关单位负责人第一时间进行了工作部署并跟踪落实，1月25日，此问题项得以顺利销项。

6. 在收尾工作推进工作组成立的2个多月内，先后收集、处理各类遗留问题数十项，达到了预期效果，满足了按期全面开院的要求。

华西天府医院建设是天府新区管委会、四川大学华西医院贯彻落实《"健康中国2030"规划纲要》的重大举措，同时也是全面落实四川大学华西医院"十三五"发展规划的重点建设项目。华西天府医院的建设及正式投用，将为未来"全托管"合作办医探索并积累有益的经验。

华西天府医院尚未全面建成即部分投用的利弊值得研讨。由使用方牵头对收尾阶段的遗留问题进行专项推进，基本实现了闭环的精细化管理，达到了预期的效果，有其实际意义，但这是否为解决遗留问题的最佳途径，仍值得进一步探索与研究。

参考资料

[1] 韦升泉，谭西平，冯洋，等. 医院科研基地建设应注意的问题 [J]. 中国医院建筑与装备，2013 (11).

[2] 陈梅，李文红，陈建平，等. 基于精细化理念的医院后勤智能化管理系统建设 [J]. 中国医院建筑与装备，2014 (9).

案例二
医院项目代建模式中的设计管理难点解析

一、案例背景

医院项目代建模式是指由专业化的项目管理公司（代建单位）负责医院建设项目的全过程管理，包括规划、设计、建设和融资等环节。最终，代建单位将建成的医院交付使用。本项目由成都××集团全过程进行代建管理。本案例旨在深入探讨代建模式下医院项目设计管理的难点，并提出相应的分析建议和应对措施。

二、设计管理难点

医院建设项目与一般建设项目相比，具有复杂性、专业性、协同性、灵活性，以及严格遵守医疗规范、投资规模大和承担社会责任等特点。因此，在规划和实施医院项目时，设计管理主要存在以下难点。

（一）跨学科设计与挑战，复杂性强

医院建设项目所涉及的领域广泛，横跨医疗、生物、工程和环境等多个领域，需要具备跨学科的知识和经验。因此，建设单位或代建单位在选择设计单位时，应优先考虑具有医院建筑设计经验和专业知识的单位，以确保设计的合理性和有效性。同时应促进医院方与设计单位保持密切的沟通和协作，确保项目需求与设计从初期到落地的充分性、准确性和一致性，以减少后期的变更和调整。

（二）医疗专项设计系统众多，专业性强

医疗建筑由于其功能的特殊性，设计过程中需要满足诸多专业和规范要求，特别是洁净手术室、检验科PCR实验室、消毒供应中心、病理科、大型放射设备房间等要求特殊技术的区域。同时还需关注设计单位及施工单位各专业、专项之间的协调配合，以确保这些区域的功能需求得以完整实现。为此代建单位需加强专业设计和专项施工管理，及时组织各单位进行专题研究，确保专项工程的设计、施工质量。同时，代建单位还应加强与医院相关科室的沟通，以确保设计的实用性和前瞻性。

（三）医疗工艺流程复杂，协同性强

本项目设计单位自2017年至2019年与四川大学华西医院相关科室逐一沟通，完成了医疗工艺流程的确认，各设计部门也根据确认的医疗工艺流程同步开展设计工作，于

2019年8月完成了施工图设计。2020年7月至9月，由正式确立的医院运营团队对前期签字确认的一级、二级、三级医疗工艺流程的施工图再次深入研究，提出修改意见，涉及各级医疗流程、布局以及点位设置等，涉及超声科、检验科、病理科、药剂科等科室，但因建筑主体工程已基本完工，土建结构方面调整代价较大，部分修改意见未能完整实现。这凸显了医院建设项目中沟通、协调与流程的重要性。

三、解决方案

代建单位在设计管理中需加强与各方的沟通、协调，确认各方要求，并关注安全性、经济性、技术可行性、可持续性、美观性、合规性等方面。为此代建单位需关注各专业重点问题。以下主要以结构设计、给排水系统设计、暖通设计、强电系统设计、弱电智能化系统设计、幕墙设计为例对管理要点进行阐述。

（一）结构设计管理要点

1. 大型医疗设备降板、荷载设计及设备运输预留通道问题：在大型医疗建筑的设计过程中，需关注大型医疗设备的降板和荷载设计，以及为设备运输预留通道，这是确保建筑功能性和安全性的关键。CT设备、MRI设备等大型医疗设备的尺寸和重量不同，必须进行细致的降板和荷载设计。以MRI设备为例，其重量可达12.5吨，因此在设计过程中，必须充分考虑其重量对建筑结构的影响。同时，为确保设备运输的便利性，应提前规划设备运输通道，并确保通道的荷载能力满足需求，以便后期设备进场或更换更加方便快捷。

2. 药库及垃圾回收站货运车辆通行问题：大型医院建筑的药库及垃圾回收站通常设置于地下室，需关注地下室货运车辆通行情况。根据货运车辆型号及通行线路的规划，在结构设计中预留运输荷载及通行空间高度，同时为防止货运车辆或设备破坏降板区域的建筑面层，应在降板区域的运输通道设置预制盖板，这样既方便检修，又能避免因回填材料强度不足导致建筑面层被破坏的情况。运输通道预制盖板示意见图1-2-1。

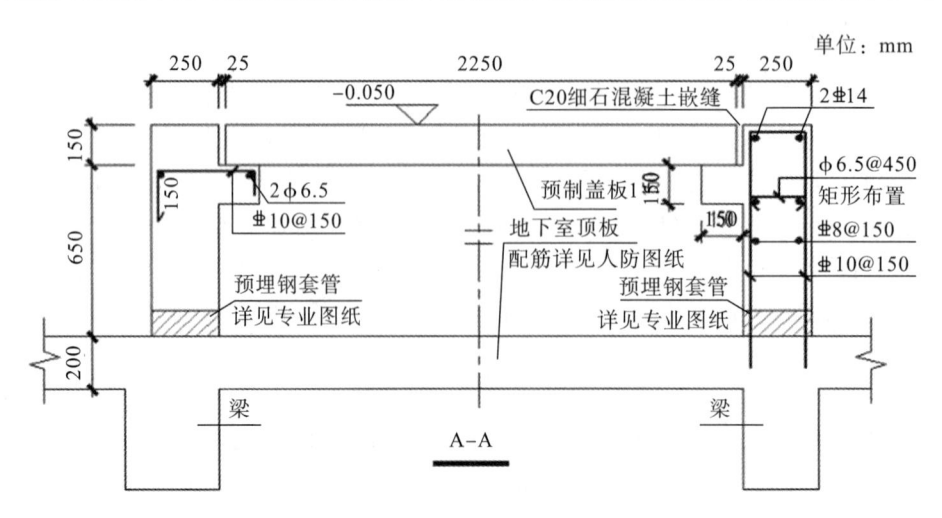

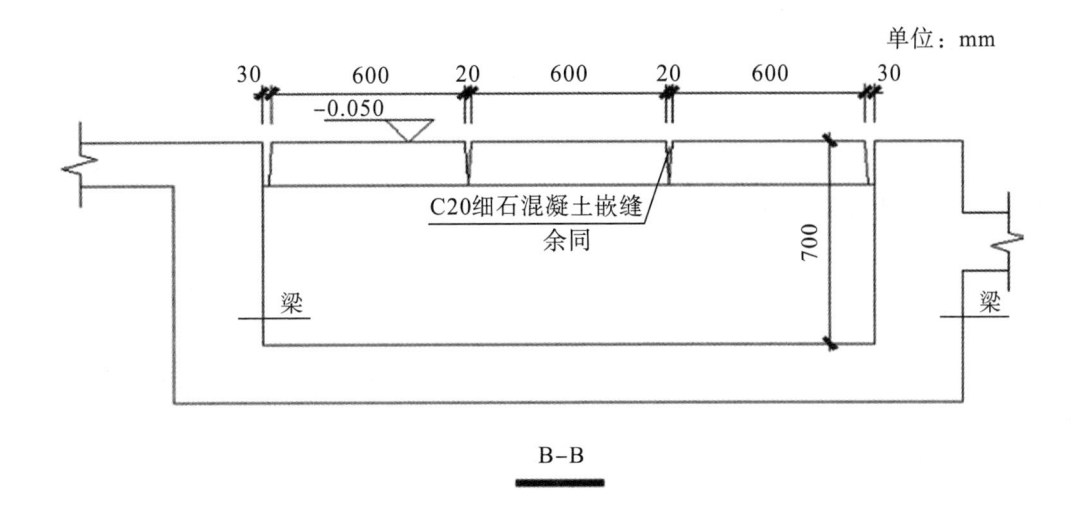

图 1-2-1　运输通道预制盖板示意图

3. 楼层净高控制问题：医院管线众多，尤其是通风管道，往往占据大量吊顶空间，对于净高极为不利的区域，部分截面较高的梁应采取加宽或改变传力途径等措施控制梁高，避免因梁较高而导致整个区域管线排布受影响。

（二）给排水系统设计管理要点

医院项目的供水情况复杂多样，针对不同的使用性质及功能存在不同的供水要求，如不间断供水、纯水供水、饮用水供水等，以及特殊污水、废水排水要求，为此需关注下述要点：

1. 不间断供水：根据使用部门的需求，确定不间断供水的区域，采用加大水箱容积、布置环状给水管道等方式确保不间断供水。

2. 纯水供水：与医院方确认供应纯水的科室以及纯水供水系统的设置方式，根据本项目特点，按科室需求分散设置纯水处理机房。若采用集中式纯水供应系统，需考虑后期维护和避免污染等因素，血透使用的纯水不建议与其他区域共用集中式纯水系统。

3. 饮用水供水：住院病房通常设置开水间，门诊等区域则需与医院方确认是否有直饮水或开水供应的需求。若设置直饮水，则需进一步明确直饮水设置的范围、间距以及直饮水供水的方式。相较于集中直饮水供应系统，更建议采用终端直饮水机。在采用终端直饮水机时，需注意电量和排水需求。

4. 分区计量：医院在后期运营管理中，为便于科室成本核算，通常会要求科室对水电气进行单独计量。并且计量方式、区域的确定对设计有较大影响，因此建议前期即与医院方明确。

5. 热水供应系统的范围和方式：医院方确认需要供应热水的区域。在高标准建设的医院项目中，通常门诊诊室、检查室、护士站等区域需供应热水。可供选择的热源有燃气、电、太阳能、空气源热泵等，在实际项目中需根据当地的能源政策、市政条件等综合考虑后确认。热水分区应与给水分区一致，热水管道的同程布置是医院热水设计中的难点，尤其是门诊的热水管道布置，难以做到同程，建议设置流量平衡阀，改善热水流量分配。

6. 医院污水、废水排水的设计：检验科有酸性废水排水需求，需进行中和处理；口腔科的医疗废水可能含汞，若含汞需单独收集废水，并作为特殊废液外运至有资质的单位进行处理；真空锅炉有高温水排水，需设置排污降温池进行处理，设计排污降温池时需注意二次蒸发桶以及给水补水设计；放射性废水需进行衰变后方可排至医院的污水管网。

（三）暖通设计管理要点

医疗建筑设计中暖通设计关乎建筑的功能性和患者的舒适度，需关注以下要点。

1. 压力控制管理：实验室、手术室等区域的压力控制是关键，要确保系统设置、传感器设置和自控均满足行业标准，同时严格遵循调试原理及验收要求。在施工管理过程中，对风管漏风量、阀门设置控制以及建筑围护结构的气密性等都有明确的要求，避免出现房间无法实现正负压、无气压指示器、缺少密闭阀门等问题。

2. 排风系统管理：实验室、病理科等区域的排风系统设计直接关系到医疗安全，设计时需充分了解生物安全柜和通风柜的运行时间与运行方式，确保房间压力稳定。

3. 放射科控制管理：放射科的高、低活性区新风、排风系统需独立设置，避免高、低活性区窜流和系统交叉。同时，在排风支管上设置止回阀，合理规划气流流向。

4. 屋面排风系统管理：放射科、检验科和病理科的排风系统需集中排放，并设置过滤装置降低对周围环境的影响，同时新风取风口应集中设置在低区。

5. 蒸汽凝结水回收系统管理：明确设计界面，确保凝结水回收系统的完整性，避免漏项。

6. 洁净手术室排烟口管理：考虑排烟口对手术室净高的影响，以及净化、医用气体管道的复杂性，采用专用排烟口，确保手术室的气密性和净化级别。

7. 关注手术室、实验室等科室的特别温度要求：因手术室需要全年制冷，麻醉手术中心的辅房等区域需要夏季制冷、冬季采暖，故建议将手术室和辅房区域的冷热源分开设置。其他如检验科、放射科、核医学科及UPS机房等也存在类似情况，建议根据医院方需求分开设置冷热源，或将冷热源由两管制机组改为四管制机组。

（四）强电系统设计管理要点

强电系统作为建筑的核心能源供应系统，其设计的合理性和管理的有效性对于建筑的正常运行至关重要，需关注以下要点。

1. 相关区域风机电力控制管理：厨房、餐厅的暖通风机通常设置在屋面。通过楼控来控制风机的启停，这种控制方式在实际使用中并不方便。因此在开展这部分设计时，建议在厨房、餐厅增加现场启停按钮，以确保使用上的便利性。类似的问题，如屋面抽排风机控制等，也可以按照此思路考虑，并提前与医院方沟通，确保满足实际需求。

2. 插座位置的布置：现场家具通常在后期采购，实际摆放位置与前期对接的平面布置有时会存在不一致的情况，这就会导致末端插座点位的修改。因此后期家具采购应结合前期确认的平面布置考虑，电源回路的设计也应考虑到后期改造的方便性。若前期能尽量明确家具的具体形式，如是否带有背板、是否自带插座等，则能更精确地确定插座的位置和数量。

3. 配电系统的安全性与稳定性：强电系统的配电系统是建筑能源供应的关键环节，必须确保其安全性和稳定性。应结合造价标准选用高品质的设备和材料，合理配置电源和负载，并进行定期维护和检修，以降低故障风险。同时，应采取有效的保护措施，如过载保护、短路保护等，以保障设备和人身安全。

4. 分区计量：电力的计量方式、区域的确定也对强电系统设计有较大影响，因此建议前期即与医院方明确。

（五）弱电智能化系统设计管理要点

医疗建筑中弱电智能化系统是确保建筑功能性和安全性的关键，需关注以下要点。

1. 软件接口及系统集成问题：通常医院方会要求一卡通系统与门禁系统、梯控系统、停车场系统对接，另外可能还会要求与职工食堂结算系统、职工超市结算系统对接。由于不同厂家软件接口的实施技术路线略有不同，各弱电系统常出现对接困难等情况。因此在项目前期需尽可能全面地提出要求，确保各系统之间的顺畅集成。

2. 综合布线点位布置：通常家具在后期采购，家具选型或者摆放位置不一致都会导致弱电点位及数量发生变化。因此在项目前期需尽量完善家具平面布置及弱电点位数量需求，避免后期发生较多的点位及数量变化。

3. 数据安全与备份：随着医疗信息化的深入，数据安全与备份成为重要关注点。为确保数据传输、存储和备份的安全性和可靠性，需采用合适的数据加密和防火墙技术来保障医疗数据的安全。

4. 系统可靠性及稳定性：医疗建筑的弱电智能化系统需要具备高度的可靠性和稳定性，以确保关键业务的正常运行。应结合造价标准选用高品质的设备和材料，并采取有效的故障诊断和容错技术，降低系统出现故障的概率。

5. 人性化设计：弱电智能化系统还应注重人性化设计，方便医护人员和患者的使用。例如，采用易于理解和操作的用户界面，设置语音提示和引导等功能，提高用户体验。

6. 可扩展性与灵活性：考虑到未来医疗技术的发展和医院规模的变化，弱电智能化系统应具备可扩展性和灵活性。设计时可预留一定的扩展空间和接口，便于未来的升级和改造。

7. 节能与环保：在满足功能需求的前提下，弱电智能化系统还应关注节能与环保，采用高效的节能技术和环保材料，降低系统的能耗和碳排放，同时优化能源管理，提高资源利用效率。

（六）幕墙设计管理要点

幕墙作为建筑的外围护结构，对于建筑的整体形象和功能实现至关重要，需关注以下要点。

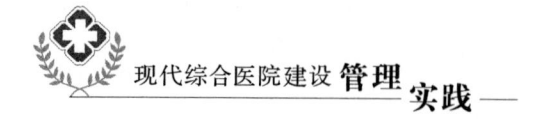

1. 外立面设计与标识设计：建筑物标识具有显著的昭示性，对建筑的使用和引导起到关键作用。标识牌往往在工程后期才安装调试，因此应尽早引导医院方确定标识方案和安装位置，根据标识方案确定标识牌的安装点位。同时安装幕墙时需注意与标识牌的安装点位尽量配合，减少现场的拆改工作。

2. 项目外立面百叶洞口问题：幕墙设计团队需与建筑专业、医疗工艺流程设计团队密切配合，对医院项目的常规或特殊区域排风、进风进行专项梳理与复核，保持多专业设计表达一致。

3. 各专业的协调与配合：幕墙设计涉及多个专业领域，如建筑、结构、机电等，需关注与其他专业设计的协调机制。特别是在结构梁、柱、楼板等位置的节点处理上，确保多专业信息传递和表达的一致性和及时性。

4. 绿色建筑理念的贯彻：幕墙也应积极贯彻绿色建筑理念，采用环保材料、节能技术等，关注自然采光、通风等方面，提高建筑的舒适度和能效。

四、案例总结

在医院建设项目中引入的代建模式，能发挥管理协调作用，让医院建设项目设计更加美观、经济、实用、优质，让医院在建成后真正达到布置上紧凑、流程上顺畅、技术上可靠、运用上方便、经济上合理的效果，既有助于满足医院方的使用需求，有效提高医院建设项目的管理效率和效益，又使得医疗建筑在设计、技术、经济等方面达到更高的标准，为医院的可持续发展提供有力支持。以上案例仅从设计管理方面展现了代建单位的桥梁作用。在未来的发展中，代建模式必然会在医院建设项目管理中得到更广泛的应用。

第二章　规划与设计

案例一
城市背景下的医院总体规划

一、案例背景

随着城市化进程加速，城市人口数量不断增加，对医疗资源的需求越来越大。医院是城市卫生事业的重要载体，基于城市安全和城市功能的角度，其总体规划对城市的整体秩序有很大影响。医院的复合性、复杂性，使其成为最特殊、最复杂、不确定因素最多的城市公共建筑之一。医院和城市空间在城市规划营造体系上的相互关系极为敏感，存在既冲突对立又相融相依的关系。

二、建设难点

项目位于天府新区科学城起步区，用地被兴隆145路分割为东西两块，两块用地之间存在12m的高差，且兴隆145路下方还有一条市政管廊，使得项目的两层地下室无法连贯东西用地。前置的用地条件对项目布局、功能、交通设计都有极大的限定。如何因地制宜，消除不利影响是项目的建设难点。

三、解决方案

围绕城市空间、交通体系、功能迭代、技术升级、文化营造等方面，总体规划设计提出了一系列应对措施及策略。项目结合特定的用地条件，设计以天府大道为起点的生态慢行景观平台、跨路一体的医疗建筑功能体（图2-1-1），弱化用地12m高差及市政道路对院区医疗环境、交通、效率的影响。市政道路的地下管廊阻碍了项目东西地下室的贯通，通过设计多类型物流系统对院区全域覆盖，并设置专用的物流管廊在地下空间连接，以整体物流方案保证医院后勤供应体系高效运作。

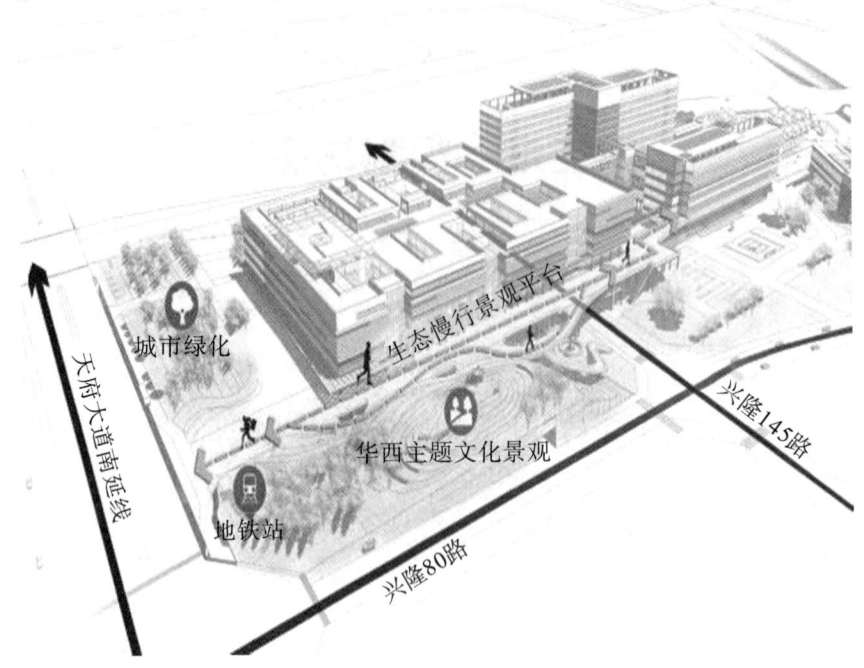

图 2-1-1　院区跨路医疗建筑及生态慢行景观平台分析

1. 与城市空间共生的医疗综合体：面对城市空间规划和医疗能效的冲突，缝合医疗功能体，重构城市空间。新建医院位于城市发展的新区，是全面提升天府新区医疗服务水平的重要项目。在城市规划道路将用地分隔成两块的情况下，项目采用了有机衔接的跨路医疗功能体，建筑剖面示意图见图 2-1-2，同时以开放性的院区生态环境，对城市空间产生积极影响。

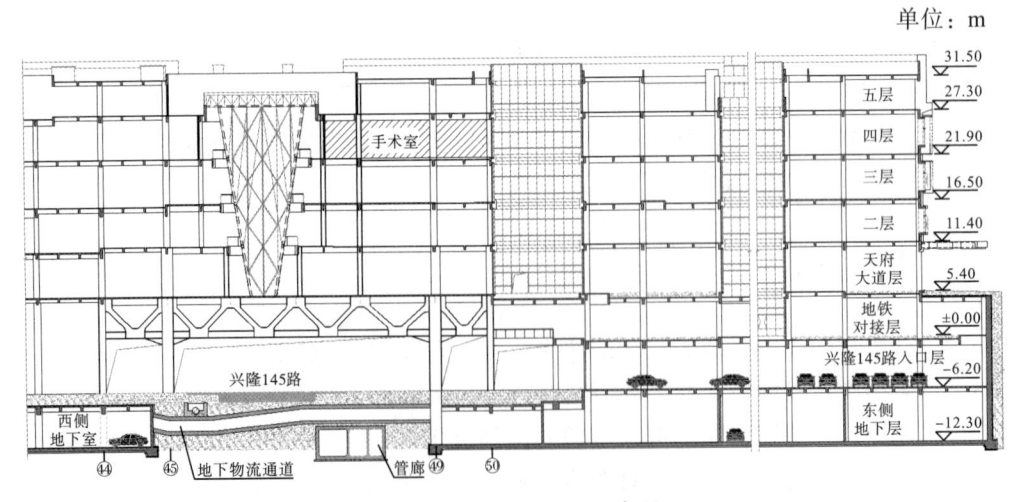

图 2-1-2　建筑剖面示意图

2. 与区域城市高度融合的医院交通：基于现有城市交通规划与医院流线组织的矛盾关系，激发两者的交互整合。为实现与公共交通无缝连接的人性化交通体系，在用地东北角规划地铁站点，利用地下通道将医院和地铁站点相连（图 2-1-3）。为解决医院高峰时段经常拥堵的交通痛点问题，对地形高差、周边道路条件、车流人流来向、医院功能区域分布等综合考虑，采用分区、分时段、单循环立体交通一体化解决方案。

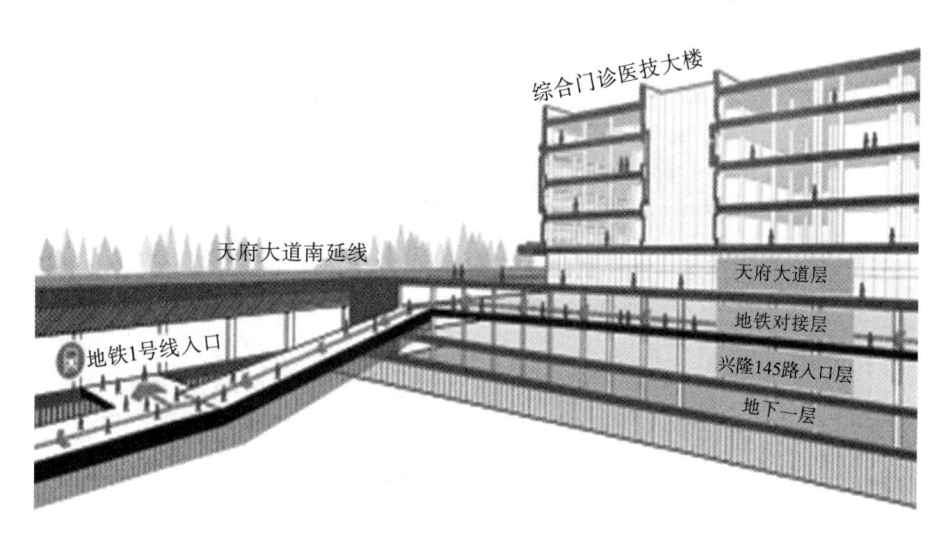

图 2-1-3　医院与地铁站点无缝连接分析

3. **对城市传统地域文化的开放式回应**：融合传统华西文化和生态自然元素，打造一个具有人文关怀的治愈系医院。基于现代医学中心的定位、不容忽视的医院百年文化历史，建筑整体上从华西传统建筑中提取出红、青、灰三种基础色调，以现代手法诠释百年华西文化。通过景观的媒介整合，协调建筑与场地、建筑与人、场地与人、文化与人的多维度空间关系，形成院内外的一体化景观模式。

4. **跨市政道路结构设计**：综合门诊医技大楼东、西两侧市政道路高差较大，且兴隆145路及市政道路地下管廊横穿综合门诊医技大楼，如何在不影响城市道路布局的前提下实现医院医疗正常的功能是本工程结构设计的难点。设计中，通过合理的平面布置消除了道路高差对结构单体的不利影响；对跨市政道路的超限结构单体进行了性能化设计分析、抗连续倒塌分析、节点分析及楼盖舒适度分析，并采取加强措施，确保大跨度转换结构安全可靠。

5. **下穿院区道路减隔振专项及物流整体解决方案**：下穿院区的市政道路车流对上层医疗功能用房可能造成振动影响，目前尚无关于公路振动影响的评价标准，参考《城市轨道交通引起建筑物振动与二次辐射噪声限值及其测量方法标准》（JGJ/T170—2009）的评价标准，门诊及手术室区域的振动限值选择最严格的"特殊住宅区"限值（昼间振动限值65dB，夜间振动限值62dB）作为评价标准，通过分析，辅以此段道路车辆速度管控手段，将道路交通环境振动对医院的影响减至允许范围之内。同时，结构上对振动敏感的房间设置浮筑隔振楼板，进一步减小道路振动的影响，确保跨路上方各医疗功能区的正常使用。项目采用气动及箱式物流、生活垃圾被服回收管道系统，通过多种物流系统在地下空间进行连接，设置专用的物流管廊联系东西用地的物流系统，整合院区物流体系，保证医院后勤供应体系的高效运作。项目物流体系分析见图2-1-4。

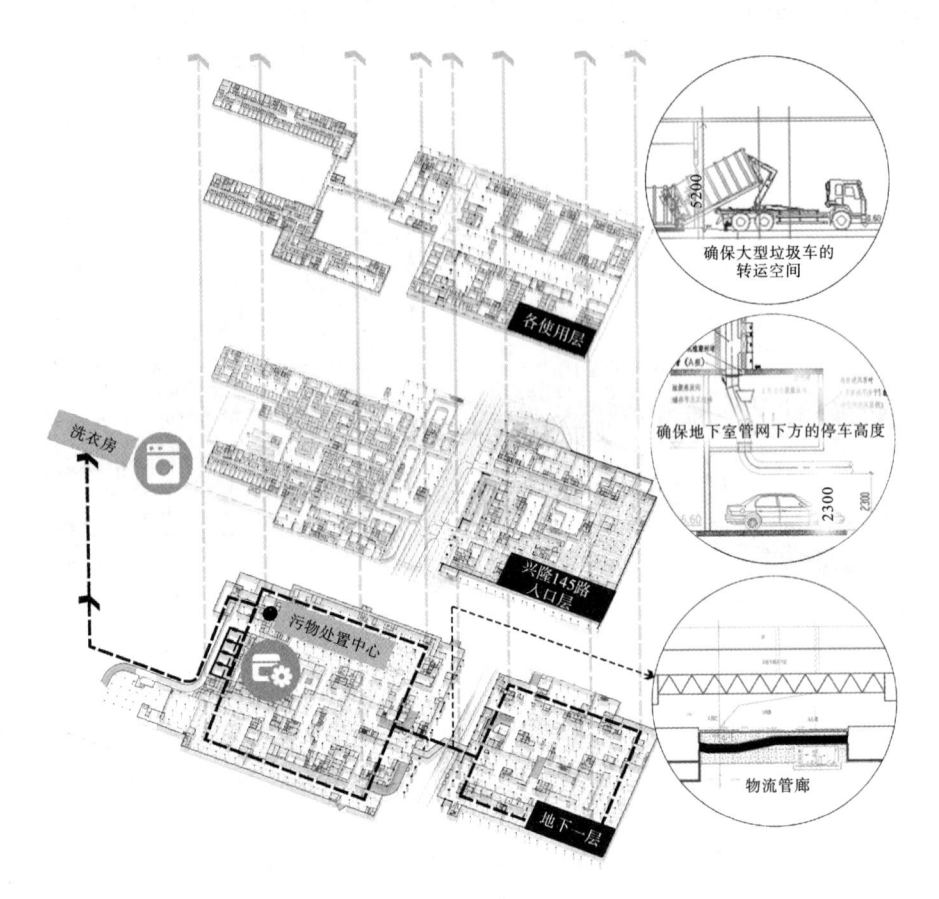

图 2-1-4 项目物流体系分析

四、案例总结

现代医院的设计越来越注重人性化和安全性，未来的医院将不再局限于提供单一的医疗服务，而是将与城市公共资源更加紧密地结合在一起，形成一种医疗综合体。医院的功能将逐渐多元化和便捷化。引入商业、展览、餐饮和社区等，可以提高医院的综合价值。同时，医院的功能界限也将逐渐模糊，一站式、差异化的多元需求将重塑医疗体验，医疗空间和城市空间的进一步融合将成为现实。但是，这种融合的前提和底线是确保医疗功能本身的安全性和满足度。因此，未来的医疗建筑和城市功能将进一步融合，形成更加模糊的医疗边界。面对医院—城市越加融合的边界，需关注城市—医院的交通体系整合、城市—医院的环境多样化应对、城市—医院的地域文化表达。

案例二
医院人性化空间构想

一、案例背景

高效的空间、完善的设施是构建医院繁复运行体系的基础，但同时医院应该有温度、有情感、有活力，融入更多人文需求已成为现代医院空间塑造追求的基本目标。效率和情感代表着不同主体对于空间使用的不同诉求，它们似乎泾渭分明，但又相互关联。为了确保效率和调和情感，需要通过弹性、开放的空间激活来达到二者的平衡。适当地拓展和友好地塑造彼此的空间界面，利用适当的过渡空间，以及合理地创造休息、交流、服务的多样化功能场所，可以改善单一的空间感受，打造人性化的疗愈空间。

二、建设难点

华西天府医院作为大型综合医院，目标是建设成为一座有温度的医院、一座充满人文关怀的医院、一座"看得见云朵，听得见花开"的医院。为了达成这样的目标，除了室内外环境的营造和人性化细节的考量，亟须解决如何缩短患者流线、提高医护工作效率的问题。

三、解决方案

（一）人性化医疗空间的提升

1. 实现最优化的医疗流程：快捷的抢救体系、围绕医技布置的诊疗体系、高效的后勤联动体系、明晰的标识体系、合理的竖向交通体系、完善的无障碍体系等是医院设计者必须思考的技术要素，未来医院还应该有更多的人性化体系。华西天府医院以患者为中心，减少患者不必要的往复，提升公共空间的使用效率，通过"一站式"入院服务中心提升患者入院体验，实现患者手术检查、预约一站式服务，切实提高以患者为中心的医院服务品质。华西天府医院以此为切入点，引导未来医院服务发展方向。急诊广场设置弹性应急场地，平时作为外来急诊车辆停车区，紧急情况下可通过模块化方式快速建设临时应急医疗用房。

2. 重视医疗后勤人员的人性化设计：在大型现代医院中，后勤工作在确保医疗质量和安全方面至关重要，医院的后勤人员每天都要从事大量烦琐的工作，相比医护人员和行政人员，他们是更容易被忽略的群体。为他们提供足够的休息空间、更衣空间，减

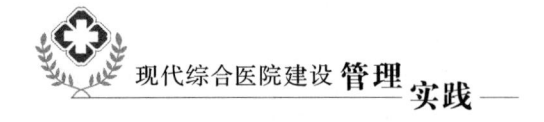

轻他们的疲劳感，提高他们的工作效率是设计者必须关注的要点。此外，设备更新不能影响日常诊疗，医院的设备管道维修应充分考虑预留空间以便更换和维护，以提高医院运行的应对能力。根据医疗功能的要求，在合适的位置设置更多的贮藏空间，使医护人员可以便利地取用物品和工具，方便他们工作；还要为医护人员提供安静、不受干扰的工作环境和空间。

3. 关爱特殊人群的人性化设计：室内有高差的地方设置残疾人坡道和升降梯，以便残疾人单独行动也能畅通无阻；电梯空间应足够大，可安放轮椅，且在较低处设置盲文按钮，每层到达时开关门应有语音提示；在盥洗室设计中，洗手池应设计成不同高度，方便儿童和坐在轮椅上的患者使用，也可采用感应式、脚踏出水式水龙头，避免手上细菌交叉感染。产科在病区、病房的装饰及色调选择上，应尽量贴合家庭环境，给人以温馨舒适的感觉。在医疗人文理念的引导下，构建患儿成长支持人文服务体系、医疗游戏化概念，消除儿童对医院的恐惧。心脑血管科老年患者较多，应注重紧急呼叫装置的设计，方便患者在出现突发状况时及时呼叫医护人员。

4. 交通的人性化设计：交通的人性化设计可通过无障碍交通系统、人性化标识系统、无风雨步行系统等实现。也可将"下沉式交通广场"的概念引入医疗建筑当中，合理利用地形高差构建立体化交通体系，实现医疗综合体与地铁、公交、私家车等多种到院流线的无缝对接，有助于解决医院复杂的人车交会矛盾。华西天府医院项目实现了地铁与医院的无缝对接，方便患者就医。

（二）非医疗空间氛围的营造

生理舒适感是产生心理愉悦感的前提。通过丰富景观的层次，选取舒适温和的材料，营造积极的色彩氛围，给患者的心理带来有益的引导。同时避免因景观设计不足和材料选择不当造成的碰撞擦伤等安全隐患。

医院建筑除了为患者提供全面的医疗服务，考虑患者的生理因素外，还必须注意影响患者心理感受的环境质量，在非医疗空间体现人文关怀。根据现有条件，在保证高效卫生的前提下把家庭的生活气息引入医院，以满足患者的精神需求。将生活设施融入医院建筑设计的内容里，综合运用美学、心理学和行为学的研究成果进行医院内的环境设计。图2-2-1所示为医院中庭内景。

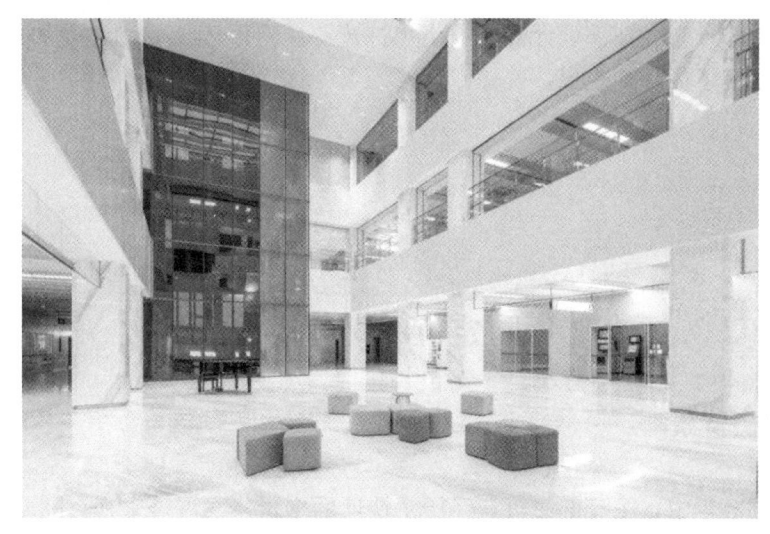

图 2-2-1　医院中庭内景

现代医院设计中的生态和绿色已成为关注点。在绿色生态概念下，医疗建筑与自然环境的高度融合不仅在建筑效能方面具有优势，更重要的是能为患者提供真正舒适、轻松、有利于康复的环境和空间。屋顶花园、下沉庭院、景观中庭等元素为实现空间与环境的融合提供了必要的场所，由此可塑造出不同群体的主题活动和服务空间。图 2-2-2 所示为医院生态慢行景观平台夜晚一隅及生态疗愈花园。此外，选择和引入不同类型的植物，可以使环境更具趣味性。华西天府医院项目的建筑、文化、景观相互渗透，最终为医护人员和患者呈现一座鸟语花香、温暖疗愈的现代化医学中心。

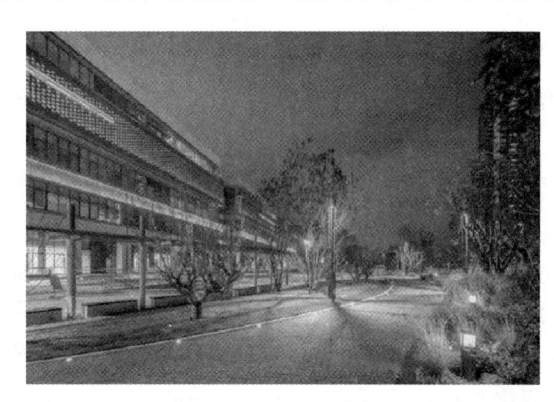

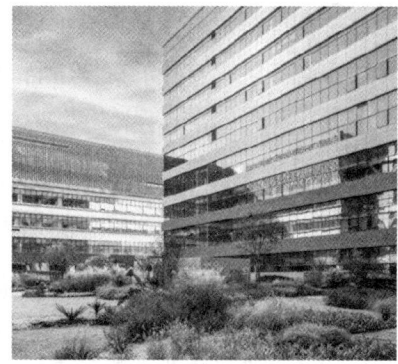

图 2-2-2　医院生态慢行景观平台夜晚一隅及生态疗愈花园

四、案例总结

随着我国经济的快速发展，人民生活水平显著提高，人们的健康理念发生了转变。因此，医疗服务模式逐渐从治疗型模式转变为预防、保健、康复的复合型模式。此外，先进的医学设备和医疗技术也使医疗服务逐渐向着网络化、数字化方向发展，人们对医疗服务舒适度的要求也在不断提高。华西天府医院项目的建筑设计一体化，建筑形态、

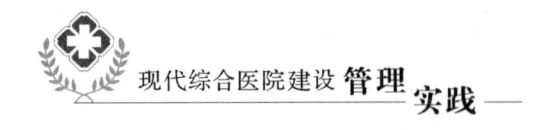

室内效果、外部景观、细部设计等均围绕"打造一座有温度、充满关爱的人性化医院"这一目标,取得了良好的效果。

案例三
基于医院定位的医疗模式策划

一、案例背景

在过去的数年中,医疗健康行业经历了快速的增量式发展。未来,随着多层次、多样化医疗健康服务需求的持续增长,以及生命科学、互联网、物联网、大数据等技术的快速发展,医疗健康行业将会面临更多的挑战和机遇。在众多需求和技术革新因素的影响下,人类对疾病的认知水平将不断提高,同时医疗模式也将不断更新。另外,随着医疗建筑体量的增大,如何提高医院本身的医疗效率成为迫切需要解决的问题。为了平衡医疗效率与医院规模之间的关系,MDT模式、"院中院"模式、第五代医院、医疗联盟、卓越中心等新的医疗模式不断产生。

二、建设难点

华西天府医院项目秉承"异地发展同质化、同城发展差异化"的理念,设置与四川大学华西医院各院区互补的医疗学科功能。对于实现这一高标准目标,医疗模式及服务定位的突破将是一大难点。

三、解决方案

上述新的医疗模式有的侧重于将院内重点科室规模化、特色化,有的则将医疗科室整合形成诊疗中心,还有的推动区域内多级医院及医疗机构之间的纵向联合。这些模式能够更好地适应当前医疗市场的需求和变化,有助于提供更高效、更人性化、更具有可持续性的医疗服务。以下选取近年来的几种模式进行简要说明。

(一)MDT模式

多学科联合(Multi-disciplinary Treatment,MDT)模式是一种诊疗模式,指多个学科的专家共同探讨并制订个性化的治疗方案,其核心理念是以人为本,以患者为中心。MDT模式在多个学科专家合作的基础上,为患者制订最佳的治疗方案,可以提升医疗效率和质量,降低误诊、漏诊、误治等不良案例的发生率。与传统的专家会诊模式相比,MDT模式需要规范化的多科室协作和更高的患者参与度,具有科学、规范、综合和个性化治疗的特点。MDT 模式在世界范围已得到了全面的应用与完善，并已成为治疗癌症、肾衰竭、精神分裂等复杂疾病的标准疗法，采用 MDT 模式将给患者、医护人员、医院带来切实益处。目前国内的 MDT 模式发展水平相对较低，覆盖率不高，这主要是由于国内医疗资源不足以及缺乏标准化的 MDT 指南。尽管如此，近年来部分医院已经开始采用 MDT 模式，并在肿瘤等领域进行了试点。这种模式顺应现代医学的发展。随着医疗资源的增加和标准化指南的制定，MDT 模式将会得到更广泛的应用。

（二）"院中院"模式

"院中院"模式指医院内特定科室或部门进行专业化、规模化、特色化发展的模式。在此模式下，医院内特定科室或部门可以获得更多的资源和发展机会，如大型医疗设备、先进的治疗技术、专业化的医护团队等。这些资源和发展机会可以帮助该科室或部门提供更优质、更高效、更具特色的医疗服务。同时，这些科室或部门也可以借助这些优势来拓展自身的业务领域和服务范围，从而获得更多的发展机遇。特定科室或部门的专业化、规模化、特色化发展，使医疗服务更加精细和专业，能够更好地满足患者的需求，同时也能够减少医疗资源的浪费和提高医疗服务的效率。但是"院中院"模式也存在一些问题和挑战，医院内特定科室或部门具有更大的管理难度和风险，如需要管理更多的医疗设备和人员，对医疗服务的质量和安全等提出了更高的要求。

（三）第五代医院

第五代医院的概念源自法国，经过近二十年的医疗改革，第五代医院以现代化的管理模式表现出独特优势。在建筑特点上，第五代医院降低了整体建筑的高度，具有多个交通出入口，具备全方位、功能多元化的医疗配套设施，以及合理可控的近距离运作流程。在内部管理上，第五代医院以患者为中心，医院高效运营管理，以缩短平均住院日为目标，保护患者权利，并引入第三方测评使医院服务让患者及社会满意。第五代医院的亮点在于其资源的整合和共享，引入了跨学科、多病种的服务模式，有效地做到资源整合，提高了运营效率。

通过前期规划及结合医院发展目标的前瞻规划，华西天府医院项目最终以 MDT 模式规划多个医疗功能中心，以医疗轴连接各中心学科门诊医技模块化单元，并结合庭院化景观打造"院中院"式的特需医疗。在 MDT 模式下配置高标准医疗设施，以应对未来医院住院日缩短的趋势，手术中心规模呈现增长趋势。根据将平均住院日缩短为 5～6 天的目标，结合外科床位，华西天府医院项目确定麻醉手术中心设置 61 间手术室，特需医疗手术中心设置 5 间手术室，其中包含 46 间百级手术室、10 间介入手术室。图 2-3-1 所示为手术室内景。

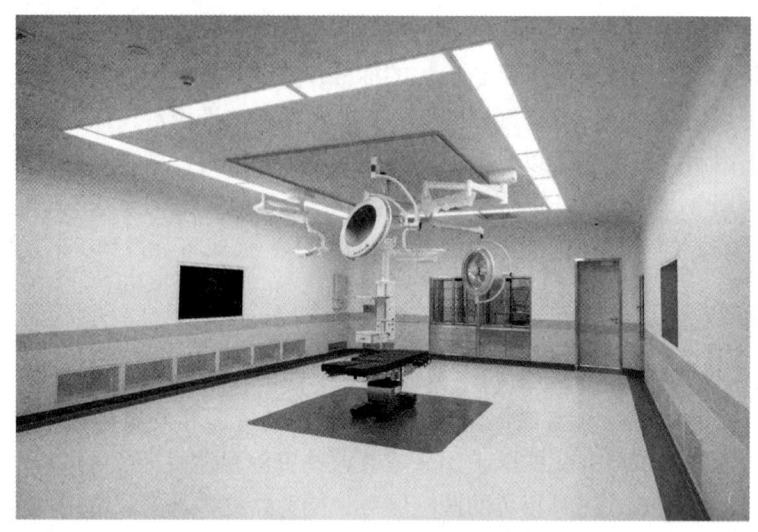

图 2-3-1 手术室内景

四、案例总结

选择与医院定位匹配的模式，需以医院需求为主体，结合市场需求、发展目标等，考虑医院的服务对象、服务范围、技术水平、设施设备、人才队伍等因素，这些因素将直接影响模式选择和后续的管理策略。同时也应了解患者需求、市场竞争情况、行业发展趋势等，作为模式选择的参考。在前期准备、策划工作充分的基础上，借助专业的咨询设计团队，将功能与建筑、规模标准等相匹配，并在先期建设标准明确的前提下，选择对应建设模式，在实施后对效果进行后期评估，根据评估结果进行调整和完善。未来医院的新型模式将不断发展和演变，在实际应用中需要根据医院的具体情况进行多元化的模式匹配，以达到最优的医疗服务效果。

案例四
室外总平工程规划与建设

一、案例背景

室外总平是指在项目的建筑总平面图上除主要建筑物外的剩余区域，也就是通常说的室外部分，主要包括地上部分和地下部分。地上部分即可视部分，如亭台楼阁、参天大树、灌木花丛、道路标识牌、控制箱体等；地下部分即隐蔽部分，如机电管线、雨污管道、设施设备、构筑基础、暗沟水池等。室外总平为患者提供了一个休闲、放松和运动的空间。繁花似锦、绿树成荫、小桥流水的优美环境让患者身心愉悦。雨水口、雨水管道、检查井组成的雨水系统能及时排出暴雨后的地面积水，避免建筑受到雨水影响；开关站、环网柜、变电箱（站）、灯具组成的电气系统给医院带来光明；给排水系统、燃气系统、电视电话及网络系统通过室外总平工程进入室内，给患者就医带来舒适和便利。

二、室外总平规划

（一）布局和规划

医院室外总平工程是指医院建筑项目中的室外平台和场地的规划、设计和施工，旨在提供合适的室外空间，以满足医院功能和服务的需求，同时给患者、医护人员及其他工作人员提供安全、舒适的环境。

1. 建筑布局和规划：根据医院的需求和功能，合理规划室外平台和场地，包括人行道、车行道、大乔种植区、灌木覆盖区及休闲娱乐区等区域。考虑平急结合，院区还应规划具有韧性的应急场地，应急场地应具备一定的基础水电条件，供紧急情况下快速建设应急医疗用房使用。

2. 地面铺装和道路：根据使用功能和效果需求，选择室外地面铺装材料。

1）广场和人行道可采用平整的石材、PC砖或防滑砖作为铺装材料，确保铺贴稳固、无松动。这样既具有防滑功能，又兼备透水性，确保地面不积水。

2）道路材料应确保路面安全可靠，结合交通流量和行人流动的需要，考虑后期消防车辆和载重货车行驶，院区道路一般可采用降噪型沥青铺设。

3）需注意的是，因液氧罐车装卸存在安全风险，故液氧站前的停车区域不得采用沥青路面，同时应设置静电消除装置。

3. 绿化和景观规划：为医院的室外空间增添美观和舒适感，如花坛、草坪、花境等的布置。种植时应考虑常绿植物，在医院环境中，部分植物不适合种植，因为其可能引起过敏、增加空气污染或对患者的健康产生负面影响。以下是一些在医院环境中不适宜种植的植物。

1）花粉可能致敏的植物：部分植物的花粉可能引起过敏反应，如百合、菊花等花粉量大的花卉，应尽量避免种植。

2）气味刺激性强的植物：部分植物的气味可能对患者产生刺激，尤其是对气味敏感或有呼吸系统疾病的患者，如薄荷、香蒲等具有浓烈气味的花卉。在医院环境中应种植气味较为温和的植物。

3）带刺和有毒植物：带刺和有毒植物可能对患者和医护人员构成安全威胁，如仙人掌、多肉植物，以及一些有毒植物如曼陀罗和铁线莲，应避免种植，以防发生意外伤害。

4）高敏感度的植物：部分植物对环境的要求较高，对温湿度和光照等因素较为敏感。在医院环境中，由于环境的复杂性，这些植物难以维持良好的生长状态。因此，应种植适应性较强、较为耐受的植物。

在选择植物时,患者和医护人员的健康和安全为首要考虑因素,应与医院管理团队和专业园艺师合作,选择适合医院环境的植物,并遵循相关的安全和健康准则。

4. 设施和设备:根据医院的使用需求,应配置必要的设施和设备。医院室外的设施和设备可以为患者和医护人员提供温馨的就医条件和舒适的工作环境。以下是一些常见的室外设施和设备。

1) 停车场:应提供充足的停车位。停车场可分为地面停车场和地下停车场,临时停车区可考虑设置在地面,这样会更加方便快捷。地下停车场应设有准确的标识和导向系统,方便人们找到各区域的电梯和通道。

2) 休息区和座椅:在医院室外设置休息区和座椅,为患者、医护人员提供休息和等候的场所。这些区域可以提供舒适的座椅、遮阳设施和绿化植物。

3) 无障碍设施:医院应设有无障碍设施,以满足残疾人的需求,包括无障碍通道、坡道、轮椅通道、残疾人停车位和轮椅可及的设施。

4) 安全设施:医院室外应设有安全设施,如监控摄像头、报警系统和紧急呼叫按钮。这有助于维护安全和防范潜在的危险。

5) 非机动车停车区:为鼓励环保出行,医院可设置自行车、电动车及三轮车停车区,满足非机动车停放需求。

(二)竖向标高规划

医院总平竖向标高规划是指在医院建设中对不同楼层的高度进行规划和设计,这涉及医院建筑的垂直分布、楼层高度、楼层功能划分以及楼层之间的连接等方面。在医院总平竖向标高规划中,通常会考虑以下几个方面。

1. 竖向标高控制:根据项目地块的地形地貌,以及高低起伏的特点,进行合理分区和标高控制,使总平面布置紧凑、有序和安全。避免大开挖、大填方,达到减少土石方量、节约用地、降低造价的目的。结合实际情况,有条件者应考虑室内相对标高比周边道路高 1m 以上,避免出现暴雨倒灌至室内的情况。

2. 楼层功能划分:医院通常包括多个功能区域,如门诊部、住院部、手术室、检查室等。在竖向标高规划中,需要合理划分楼层,使各功能区域之间的交通便利,同时满足医疗服务的需求。

3. 楼层高度:医院建筑的楼层高度需要根据具体需求规划。一般来说,手术室和重症监护室等功能区域可能需要较高的楼层高度,以容纳特殊设备和提供足够的空间。而一般病房和门诊部等区域可以采用较低的楼层高度。

4. 楼层连接和交通系统:医院内部需要便捷的楼层连接和交通系统,以方便患者、医护人员的流动。在竖向标高规划中,需要考虑楼梯、电梯、走廊等的位置和布局,确保各楼层之间的交通畅通。

5. 医疗设备和技术要求:医院内部需要安装各种医疗设备和技术设施,如 CT 设备、MRI 设备等,在竖向标高规划中,需要考虑这些设备的尺寸、重量和安装要求,同步预留运输通道,确保楼板荷载满足要求。

（三）动线规划

人员和车辆的动线规划是医院规划中的重要部分，涉及医院的安全性、便利性和合理性。以下是动线规划需要考虑的因素。

1. 入口和出口规划：医院应该有清晰的入口和出口，方便人员和车辆进出。入口处通常需要设置人行区、车行区、就诊区和候诊区，以方便患者就诊。出口处需要设置清晰的交通导向标志和道路指示，以引导车辆顺利离开医院。

2. 交通流线分离：为了确保安全和顺畅的交通流动，医院应将行人和车辆的流线分离开来。行人通常使用人行道和过街设施，而车辆则使用专门的车道，这样可以有效避免行人与车辆之间的交叉，提高交通安全性。针对特殊流线如污物转运流线、发热门诊筛查流线等，应分区规划设置，确保安全。

3. 紧急通道和救护车通道：医院应规划紧急通道和救护车通道，以确保急救车辆能够快速进入医院并抵达急诊区。这些通道应保持畅通，没有障碍物，且有专门的人员指引交通。

4. 交通安全设施：医院室外应安装交通导向标志和行人过街设施等交通安全设施，以提高交通安全性。这些设施应根据当地交通法规和标准设置，并定期维护和检查。

医院人员和车辆动线规划需要考虑众多因素，以确保医院室外交通安全、顺畅和高效。

（四）埋地构筑物规划

化粪池、衰变池、雨水收集池、隔油池、污水处理池等是医院室外环境中的常见埋地构筑物，也是重要功能设施，需要进行合理规划和设计。各池体应满足功能需求，并确保正常运行，否则将会给医院运行带来严重影响。

1. 化粪池：化粪池用于收集和处理医院产生的人体排泄物。在规划化粪池时，需要考虑医院的规模、日均产生的排泄物量和处理能力要求，池的大小和容量应根据上述因素确定，并遵守当地的卫生和环境法规。

2. 衰变池：衰变池用于处理医院产生的具备放射性物质的废水。在规划衰变池时，需要考虑医院的废水量、衰变池的处理能力和所需的处理时间（一般考虑180天的衰变期），并加强池体的防水措施，确保不渗不漏，运行安全可靠。

3. 雨水收集池：雨水收集池用于收集和储存医院室外的雨水，以便后续利用，如灌溉绿化区域或冲洗设备。在规划时，需要考虑医院的雨水产生量、池的容量和水质处理需求。确保池的设计合理，能够有效收集和储存雨水，并采取适当的水质处理措施。

4. 隔油池：隔油池用于分离和收集医院室外排放的含油污水，以防止油污进入环境中。在规划隔油池时，需要考虑医院食堂的就餐人次、油污排放量、池的容量和油水分离效率。确保隔油池的设计能够有效分离油污，并做到定期清理和维护。

5. 污水处理池：污水处理池用于处理医院产生的污水，使其达到排放标准或可再利用的水质要求。在规划污水处理池时，需要考虑医院的污水产生量、处理能力和所需的处理工艺，池的设计应满足当地相关环境保护法规的要求，并采用适当的污水处理技术。

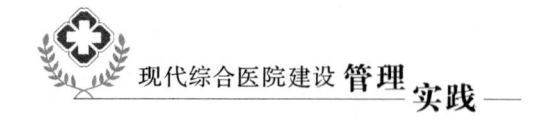

在进行埋地构筑物规划时，需要遵守当地的卫生、环保和建筑法规，并与相关专业人员（如环境工程师、建筑师等）合作，确保设计符合要求并能够有效运行。此外，定期的维护、疏通和清洁也是确保这些设施正常运行的重要措施。

（五）机电系统规划

医院室外总平机电系统规划是指对医院室外空间的机电系统进行综合规划和布置，主要包括以下几个方面。

1. 供电设施规划：确定医院室外供电设施的布置和容量规划，包括配电房、变电站、电缆通道、电缆沟槽等。考虑到医院的用电需求和安全要求，确保电力供应的可靠性和安全性。

2. 照明系统规划：确定医院室外照明系统的布置和灯具选择，根据不同区域（如停车场、道路、人行道、花园等）的需求，选择合适的照明设施，确保室外空间的安全性和舒适性。

3. 空调系统规划：确定医院室外空调系统的布置和设备选择，综合考虑医院建筑的大小、形状和使用需求，规划合适的空调机组的位置，确保室外空间的温度和空气质量符合要求。

4. 给排水系统规划：确定医院室外给排水系统的布置和管道规划，如雨水排放系统、污水排放系统、消防水系统等，确保室外空间的排水畅通和供水安全。

5. 安防系统规划：确定医院室外安防系统的布置和设备选择，如视频监控系统、入侵报警系统、门禁系统等，确保室外空间的安全和监控能力。

综合考虑以上因素，医院室外总平机电系统规划旨在确保医院室外空间的安全，保障设备顺畅和高效运行，提供舒适的环境给患者、医护人员和访客。

（六）园林景观规划

室外总平园林景观规划是指对医院室外空间的园林景观进行综合规划和设计，主要包括以下几个方面。

1. 绿化规划：确定医院室外空间的绿化布局和植物选择。考虑到医院的功能需求和环境条件，规划合适的绿地、草坪、花坛等绿化区域，并选择适宜的植物种类，以提供美观的景观效果和舒适的环境。

2. 道路和步行系统规划：确定医院室外道路和步行系统的布置和设计。规划合理的道路宽度、行车道、人行道和步道，确保交通流畅和行人安全。考虑到无障碍通行和舒适性，可以考虑设置防滑地面、遮阳设施和休息点等。

3. 水景规划：确定医院室外水景的布置和设计。可以考虑设置喷泉、水池、小溪等水景元素，增加室外空间的观赏性和舒适感。同时，要考虑水源供应、水质处理和安全措施。

4. 照明系统和景观灯光规划：确定医院室外照明系统的布置和景观灯光设计。考虑到夜间使用和安全需求，规划合适的照明设施，以突出景观元素和提供安全照明。

综合考虑以上因素，室外总平园林景观规划旨在打造一个美观、舒适和宜人的室外环境，给医护人员、患者提供一个愉悦的休闲和治疗空间。

三、建设难点及解决方案

（一）土方回填方案

室外总平回填是指在医院室外空间进行平整和填土的过程。在进行室外总平回填时，可能会遇到一些难点。下面是一些可能遇到的难点及相应的解决方案。

1. 地质条件不均匀：不同区域的地质条件可能存在差异，如土壤类型、承载力、回填深度及固结时间等。这可能导致回填后的地面不平整或不稳定。

解决方案：在回填前，进行详细的地质勘察，了解不同区域的地质情况。根据勘察结果，采取相应的处理措施，如加固地基、选择合适的回填材料等，以确保回填后的地面平整稳固。

2. 地下设施冲突：在回填时，可能会遇到地下管道、电缆等地下设施，如果不加注意可能会对其造成损坏。

解决方案：在回填前，进行地下设施的勘测和标记，确保清楚了解地下设施的位置和走向。在回填过程中，谨慎操作，避免对地下设施造成损坏。也可以采取临时迁改或保护措施，以确保地下设施完好。

3. 水土流失：在回填过程中，可能会出现水土流失的情况，特别是在斜坡或倾斜地形上。

解决方案：在回填过程中，采取防止水土流失的措施，如设置护坡、排水系统以及植被覆盖等。这些措施可以减少水流对土壤的冲刷，保持土壤的稳定性。

4. 回填材料的选择：选择合适的回填材料是回填过程中的关键。不同的回填材料具有不同的特性和承载能力，选择不当可能导致地面变形或不稳定。

解决方案：在选择回填材料时，根据地质勘查结果和工程要求进行评估。选择具有良好承载能力和稳定性的回填材料，并进行合理的压实和固结处理，以确保回填后的地面稳定平整。

综合考虑以上难点，采取相应的解决方案，可以有效应对室外总平回填过程中遇到的问题，确保医院室外空间的平整和稳定。

（二）室外机电管线防沉降方案

在医院室外空间敷设机电管线时，防止机电管线沉降是一个重要的考虑因素。以下是可能遇到的难点以及相应的解决方案。

1. 难点。

1）地质条件不稳定：不同区域的地质条件可能存在差异，如土壤类型、承载力等。不稳定的地质条件可能导致机电管线沉降或变形。

2）回填方案的选择：回填方案的选择对机电管线的稳定性和沉降控制至关重要。

应根据不同的区域采用不同的措施,避免出现沉降。

3)工程施工质量:不合理的施工操作或质量控制不到位可能导致机电管线沉降或损坏。

2. 解决方案。

1)地质勘察和工程设计:在敷设机电管线前,进行详细的地质勘察,了解不同区域的地质情况。根据勘察结果,进行合理的工程设计,选择稳定的敷设区域施工。

2)加固地基和支撑结构:在沉降敏感区域,采取加固地基的措施,以提高地基的承载能力和稳定性。在机电管线敷设过程中,使用适当的支撑结构,以减少机电管线的沉降和变形。

3)施工质量控制:严格控制施工质量,包括合理的施工操作、材料的正确使用和严格的质量检查。确保机电管线的正确敷设和固定,以减少沉降和损坏的可能性。

4)监测和维护:在机电管线敷设完成后,进行定期的监测和维护。通过监测沉降和变形情况,及时采取修复措施,以保持机电管线的稳定性和安全性。

综合考虑以上解决方案,根据具体情况进行合理的工程设计和施工操作,可以有效地防止室外机电管线的沉降问题,确保医院室外空间的安全和稳定。

(三)室外机电管线布置及BIM技术

室外机电管线布置是指在医院室外空间进行机电管线的规划和布置。BIM(Building Information Modeling)技术是一种基于数字模型的建筑信息化技术,可以在机电管线布置过程中提供有力的支持。下面是关于室外机电管线布置及BIM技术运用的相关内容。

1. 室外机电管线布置。

1)机电管线规划:在进行室外机电管线布置前,需要进行详细的规划工作,包括确定机电管线的走向、连接点、支架位置等。考虑到安全、维护和美观等因素,需要充分考虑机电管线的布置方案。

2)材料选择:根据具体需求和规范要求,选择适合的机电管线材料。不同类型的机电管线需要使用不同的材料。在选择材料时,需要考虑其耐候性、耐腐蚀性、绝缘性等特性。

3)安全考虑:在布置机电管线时,要考虑安全因素。避免机电管线与其他设施或交通区域发生冲突,确保机电管线的安全性和可维护性。合理采取防护措施,如管道保护套、警示标识等。

2. BIM技术。

1)3D建模:BIM技术可以通过建立精确的三维模型来展示室外机电管线的布置情况。这些模型包括管线的几何形状、尺寸、连接关系等信息,使设计人员可以更直观地了解管线布置情况。

2)冲突检测:BIM技术可以进行冲突检测,即通过模型之间的碰撞检测来发现潜在的冲突。在室外机电管线布置中,可能存在与其他设施、地下管线或地形等的冲突。通过BIM技术的冲突检测功能,可以提前发现并解决这些冲突,避免后续在施工或运营时出现问题。

3）可视化展示：BIM技术可以将室外机电管线的布置以可视化的方式展示出来。通过虚拟现实（VR）或增强现实（AR）等技术，设计人员、施工人员和维护人员可以在模拟的环境中观察和交互，更好地理解和评估机电管线布置的效果。

4）协同合作：BIM技术可以实现多方之间的协同合作。设计人员、施工人员和维护人员可以在同一个BIM平台上共享和编辑机电管线布置的信息。这种协同合作可以提高沟通效率，减少错误和重复工作，并促进各方之间的协调与合作。

（四）室外总平交叉施工及科学组织措施

室外总平交叉施工是指在室外场地上同时进行多个工程项目的施工，涉及不同的专业和工种。为了科学组织和有效管理室外总平交叉施工，可以采取以下措施。

1. 综合规划和协调：在施工前，进行全面的综合规划和协调工作。确定各个工程项目的施工范围、时间计划和资源需求，并进行交叉分析和冲突检测，确保各个项目的施工顺利进行。

2. 制订详细的施工计划：针对每个工程项目，制订详细的施工计划，包括工期、工序、资源需求等。确保各个工程项目的施工进度和资源分配合理，避免冲突和浪费。

3. 分工和协作：根据各个工程项目的特点和要求，合理划分工作区域和工作任务，确保不同专业和工种之间的协作和配合。建立有效的沟通机制和协调机制，及时解决工程项目之间的问题。

4. 安全管理：加强室外总平交叉施工的安全管理。制定安全操作规程和安全措施，提供必要的安全培训和防护设施。定期进行安全检查和隐患排查，及时处理和消除安全风险。

5. 现场监控和管理：利用现代技术手段，如视频监控、无人机巡检等，对室外总平交叉施工进行实时监控和管理。及时发现和解决施工中遇到的问题，确保施工质量和进度。

6. 资源优化和节约：合理利用资源，优化施工过程。例如，通过共享设备和材料，减少资源浪费；合理调度人力，避免资源闲置或过度投入。

7. 现场协调和解决问题：设立现场协调人员或团队，负责处理现场问题和突发情况。及时协调各个工程项目之间的关系，解决施工中的矛盾和冲突。

总之，科学组织和有效管理室外总平交叉施工需要综合考虑各个工程项目的特点和要求，合理规划、协调和分配资源，加强沟通和协作，以确保施工的顺利进行和安全高效。

四、案例总结

医院总平工程是指医院建设中的平面布局和相关设施的规划、设计和施工管理。下面是医院总平工程规划设计和施工管理的总结。

（一）规划设计阶段

1. 充分了解医院的功能需求和使用要求，包括医疗服务、科研、教学等方面的需求。
2. 对医院进行总体规划，包括建筑布局、功能分区、道路交通、景观绿化等。
3. 设计医院各个建筑单元的平面布局和功能分区，确保合理的空间利用和流线设计。
4. 考虑医院未来的发展需求，留出足够的可扩展空间和设施预留空间。

（二）施工管理阶段

1. 制订详细的施工计划，包括工期、工序、资源分配等，确保施工进度和质量。进行施工现场管理，包括安全管理、质量控制、进度监控等，确保施工安全顺利进行。
2. 加强各个施工单位和工种之间的协作和配合，确保施工工序的衔接和协调。
3. 加强现场监督和质量检查，及时发现和解决施工中的问题和质量安全隐患。
4. 确保施工过程符合相关法规和标准的要求，包括建筑安全、消防安全、环境保护等方面的规范。

（三）设备安装和调试阶段

1. 对医院的各种设备进行安装和调试，包括医疗设备、空调系统、电力系统等。
2. 进行设备的试运行和调试，确保设备能正常运行且性能符合要求。

参考资料

张远平. 经纬织筑：城市语境下医疗建筑设计的冲突与融合 [M]. 北京：研究出版社，2019.

案例五
医疗工艺专项设计与建设实践解析

一、案例背景

医疗建筑是民用建筑中功能最复杂、要求最细致的建筑类型，对设计、施工、管理的要求极高。与其他类型建筑相比，医疗建筑的设计除了普通的主体设计外，还涉及一系列专项设计，特别是医疗建筑特有的专项设计，是关系到医院最终使用的关键要素。

医疗工艺专项设计逐渐成为总领医院设计的核心主线。

基于高标准定位的医疗功能需求，与医院筹备团队充分沟通，将功能与建筑、规模标准等相匹配，可以实现建筑落地与功能需求相匹配。而在这个过程中，医疗工艺专项设计是医院设计工作的核心依据，在建筑师视野下，结构安全、消防安全、各种设备设施适用性等都围绕医疗工艺展开。

二、建设难点

医疗工艺专项设计贯穿医院的全生命周期。医疗工艺专项设计根据参与的工作内容，在不同阶段扮演不同的角色并完成相应的任务。

医疗工艺专项设计分为医疗工艺前期设计和医疗工艺条件设计。医疗工艺前期设计成果是医疗工艺报告。这意味着医疗工艺从项目立项开始就已经介入，并且提供了项目策划和功能策划等对建筑设计具有指导性的成果，确保了设计在功能区面积、空间流程、建设标准、投资造价等方面具有可靠的背景支撑。前期设计阶段需确定医院运营的顶层设计，其具体工作内容包括工艺任务书的编制、一级工艺流程的设计（确定主要出入口与建筑内部的关系、建筑体之间的关系、主要功能区的面积与建筑形态、功能区内的工艺流程）。

医疗工艺条件设计是在前期设计的基础上，采用已完成的建筑方案及设计图进行详细的医疗工艺图深化设计，包括一级医疗工艺流程设计和二级医疗工艺流程设计等，并具体明确地指出水、电、空调、医用气体和防护措施等技术条件、技术指标参数，其设计成果是医疗工艺专项图纸及技术说明。医疗工艺条件设计是为了满足医院建筑初步设计和施工图设计的需要，为其提供设计依据。

在医疗工艺方案设计阶段，在较为简单的医院建设项目中，医疗工艺部分应独立成章编入建筑方案设计文本，对于规模较大、较为复杂的医院建设项目，医疗工艺应独立成册，与建筑方案设计文本一并交付方案审批单位，医疗工艺方案设计文件包含设计说明、总图规划、一级医疗工艺流程设计、二级医疗工艺流程设计。

在初步设计和施工图设计阶段，在医疗工艺方案设计阶段所确定的医疗工艺基础上，根据每个空间对医疗工艺的要求，确立与建筑有关的条件要求，并将这些要求表达在医疗工艺专项工程图纸中，各专业可从专项图纸中获得提资信息。医疗工艺条件设计需包含平面图、功能点位及设计说明等。全过程控制以医疗工艺为依据，随着对医疗工艺设计深度要求的细化，各阶段与之对应的设计深度也更为清晰，各专业对医疗工艺控制要点的表达也更为全面。医疗工艺专项设计有关阶段的对应要点见图2-5-1。

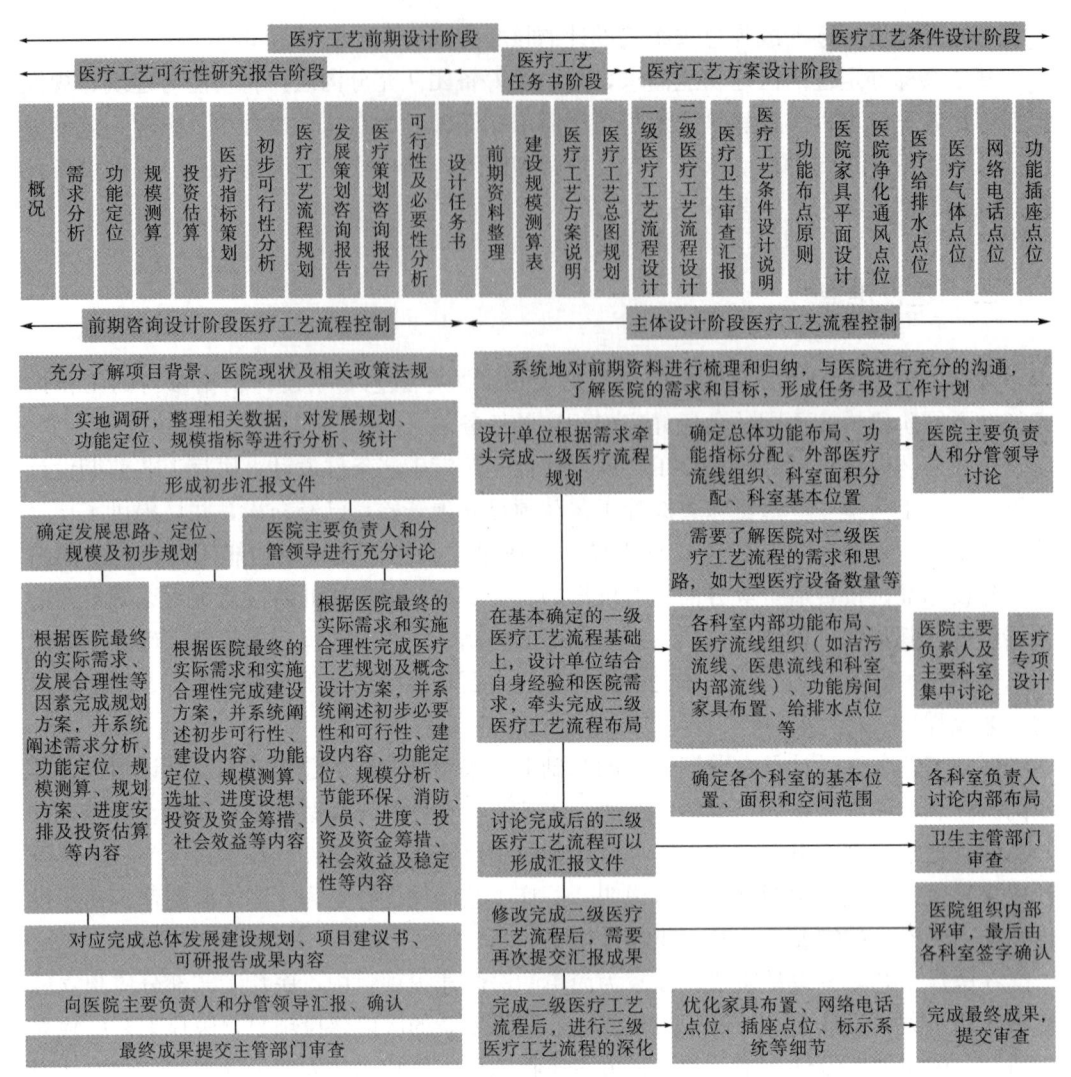

图 2-5-1 医疗工艺专项设计有关阶段的对应要点

三、解决方案

从方案概况（总平、指标、各专项内容）至一、二级医疗工艺流程的逐级表达，除可用于对医院进行工艺阶段性成果汇报外，也可应对院外院感审查。

作为支撑未来初设及施工图阶段的重要依据，医疗工艺专项设计内容包含方案总图、指标、各专项专业（净化、物流、消毒中心等）数据、科室平面（二级医疗工艺流程设计），一式四份，供设计方、医院基建部门、医院科室、投资方留存。

另外，完整的医院设计包含主体设计和数十个专项设计，众多专业设计工作的开展，都是以医疗工艺专项设计为背景和支撑。从医疗工艺对建筑平面布局的要求、对医疗相关设备参数（如大型放射设备）的要求，到对房间插座点位的要求，所有医疗工艺专项设计要点都需在各专业设计中全面系统地表达。设计主体专业及专项设计清单见表2-5-1。

表 2-5-1　设计主体专业及专项设计清单

设计名称	专项设计清单
主体设计	建筑设计
	结构设计（含减、隔震，如消能减震）
	强电设计
	弱电设计
	给排水设计
	暖通设计
	概算
专项设计（一）	室内精装修（二装）设计
	特殊医疗区域装饰
	景观设计
	幕墙设计
	智能化设计
	信息化设计
	绿色建筑设计
	BIM设计
	人防设计
	交通标识设计
	泛光照明设计
	厨房专项设计
	轻型钢结构专项设计
	机械车位专项设计
	自动遮阳系统专项设计
	场地边坡及基坑支护、基础处理专项设计
	太阳能及地源热泵等能源专项设计
	噪声及建筑声学专项设计
	抗震支架专项设计
	预算及工程量清单

续表 2-5-1

设计名称	专项设计清单
专项设计（二）	医疗工艺设计
	净化工程设计
	医用气体设计
	医用纯水系统
	实验室专项设计
	冷库专项设计
	防辐射评估（或含磁屏蔽）报告
	物流传输系统专项设计
	高压氧等大型设备安装专项设计
	污水处理（或含核医学衰变池）设计
	救援直升机停机坪设计

以医疗工艺为依据的全专业控制，实现数十个专业高效协作，把握医疗工艺对各专业的控制要点，清晰划分各专业间的工作界面。

四、案例总结

项目初期，对于如此大规模、高标准的医院设计，前期医疗工艺流程及医院方需求对接尤为重要。设计团队与医院方筹备组展开了详尽的三级医疗工艺流程对接。对各科室规划及医疗流线设置，甚至诊室内设备摆放位置进行充分、深入的对接，既有利于后续深化设计条件的稳定，也可呈现出令临床使用者满意的效果。

在与医院对接工艺的同时，为确保对接成果的相对准确性以及落地性，还需重点关注主体专业（建筑、结构、水、暖、电）、造价专业的同步配合推进，包括主体专业确定消防疏散体系、结构体系、主体机房位置等，以及厘清造价所涵盖的专项造价和界面范围等。同时众多专项设计在方案阶段即介入，与主体专业充分配合，为专项标准确立以及后期深化落地创造有利条件。

建筑师视野下以医疗工艺为核心的技术控制，让医院设计中的功能需求和自主创作相容共生，让医疗工艺流程空间更具安全性、舒适性、艺术性和人性化。而这些都是以建筑师视野下的医疗工艺工作作为逻辑线，串联并控制设计全过程及全专业。

参考资料

张远平. 经纬织筑：城市语境下医疗建筑设计的冲突与融合［M］. 北京：研究出版社，2019.

第三章　建筑与装饰装修

案例一
净高控制

一、案例背景

净高控制是每个设计师在装饰设计阶段最为关注的部分，也是最容易出现问题的部分。在方案设计阶段，需要对理想净高有较为准确的要求值，同时天面的造型要结合建筑的梁板关系，在灯具排布、风口形式的选择上，需根据机电相关规范合理预留。在设计深化阶段，各专业以满足规范和净高控制为前提，开展管道综合的协同设计。在进行机电管线合理排布的同时，还要对吊顶精装造型做合理优化，使其既满足使用功能，又保证天面装饰的美观性。

二、建设难点

以住院楼建筑标准层的层高为4.2m为例，一般建筑对病房走道的控制高度（装饰完成面的净高）为2.6m，病房走道效果示例见图3-1-1。因病房走道承担了空调主管以及大量机电管线的铺设，要保证理想的净高控制，管道综合和装饰设计的协同是设计的难点。

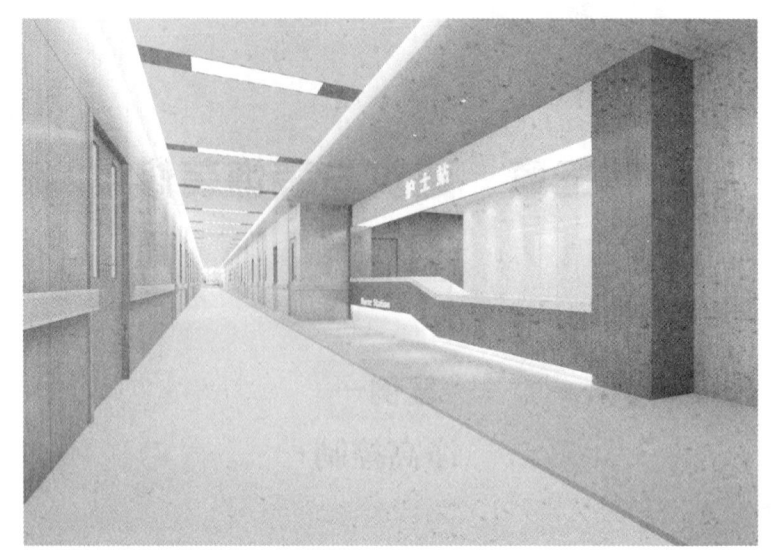

图 3-1-1 病房走道效果示例

三、解决方案

天面造型效果与合理的管道综合设计，能有效控制机电安装空间，是确保理想净高的必要条件。

（一）建筑净高控制要点

设计净高控制，需要充分考虑上层降板、梁高、机电管线走向等因素，并结合 BIM 技术，充分分析每个区域的净高。建筑设计层高需匹配相应区域的净高要求，规范建议的层高为保底要求，一般诊室、检查室、病房的净高不低于 2.8m，公共医疗街等人流量较大的走道净高不低于 3m，内部公共走道净高不低于 2.6m，手术室净高不低于 3m。

（二）机电净高控制要点

应根据管线及土建情况合理设计走道净高、挡烟垂壁距地高度（电动挡烟垂壁降下后的距地高度），根据单个排烟口的最大允许排烟量合理设置风口的位置，并在实施过程中提醒施工单位按设计净高和挡烟垂壁距地高度施工。

（三）结构净高控制要点

结合 BIM 技术，分析区域净高，结构方面可考虑以下对提升净高有利的方式：①结构布置或采用宽扁梁、密肋楼盖等方式进一步减小梁高。②采取水管、电缆桥架等较小管线穿梁等措施解决管线排布问题。结构管线穿梁做法示意图见图 3-1-2。

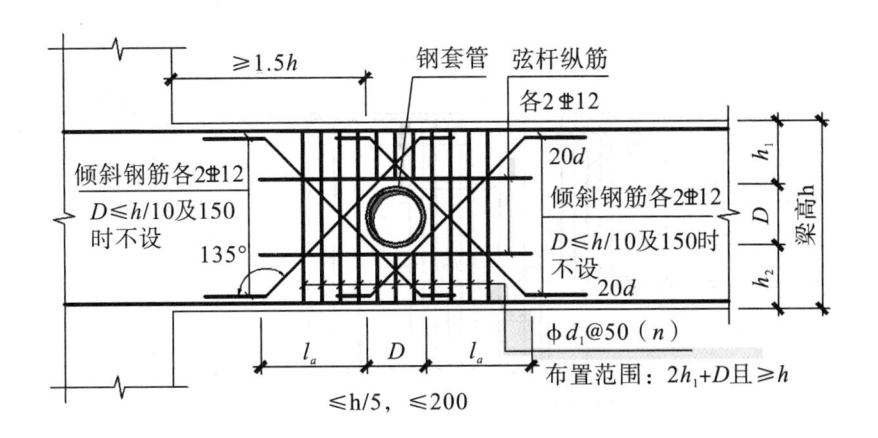

梁上开洞处附加筋构造一

D为孔洞直径（含钢套管），h_1、h_2为上、下弦杆高度，d_1、n为该跨梁箍筋直径及肢数，d为倾斜钢筋直径

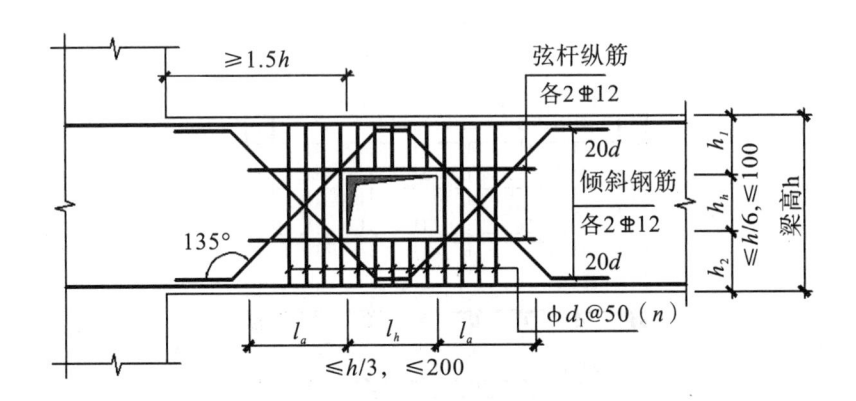

梁上开洞处附加筋构造二

l_h为孔洞长度，h_h为孔洞高度，h_1、h_2为上、下弦杆高度，d_1、n为该跨梁箍筋直径及肢数，d为倾斜钢筋直径

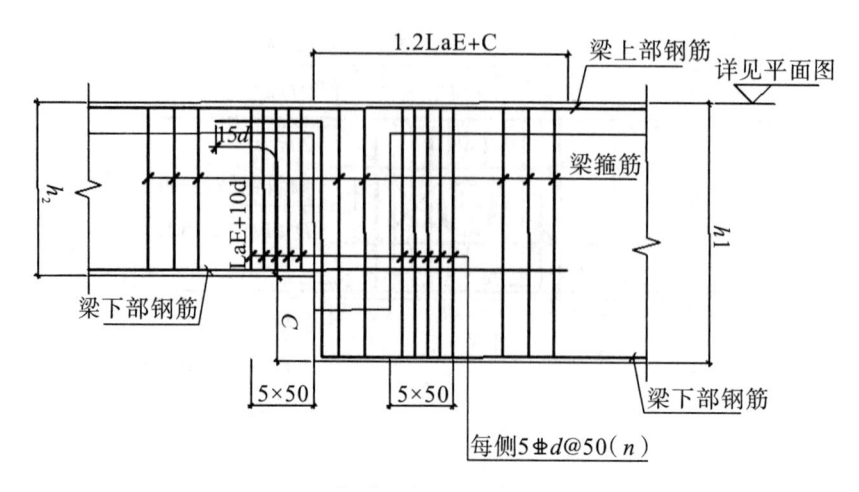

梁跨内底变标高处钢筋构造

d、n为该跨梁箍筋直径及肢数

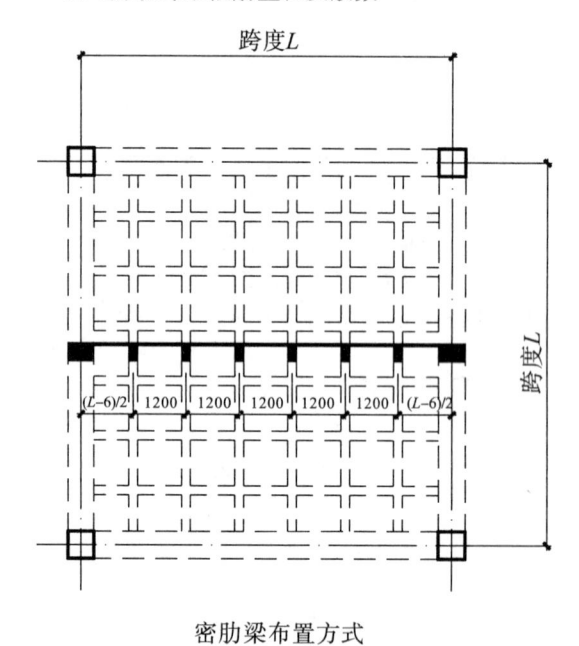

密肋梁布置方式

图 3-1-2　结构管线穿梁做法示意图

(四) 装饰净高控制要点

装饰可考虑对净高有利的吊顶造型。针对现场综合原因造成装饰基层高度极其有限的情况，为尽量提升净高并尽可能保证装饰效果，设计师在调整装饰造型时可采用局部叠级的方式减少低吊顶区域，以保证大面积走道的净高，同时在尽量保证照度、造型和原设计效果的前提下，调整材料的节点做法，尽量确保低吊顶处的净高。

(五) 现场净高控制要点

除按设计图纸施工外,还应根据现场的安装进度,随时到现场查看安装质量,以免施工的基础误差造成净高的失控。若现场情况和设计图纸有差异,应及时调整,尽可能地减少拆改工作量。若现场不满足设计要求,应及时反馈,再基于现场因素进行多专业配合优化。

四、案例总结

净高分析及管线排布等应在土建施工开始前完成,并适当考虑施工误差。需关注机电管线交叉过多以及结构降板区域的净高控制。在设计阶段,应尽量避免在降板区域出现较多的管线交叉,并通过 BIM 技术分析净高不利点,在施工前尽量解决净高问题。对于施工后出现的净高问题,应做到逐点分析,再出具调整方案,对交叉管线进行调整。多专业与现场配合后有效控制净高的现场照片见图 3-1-3。

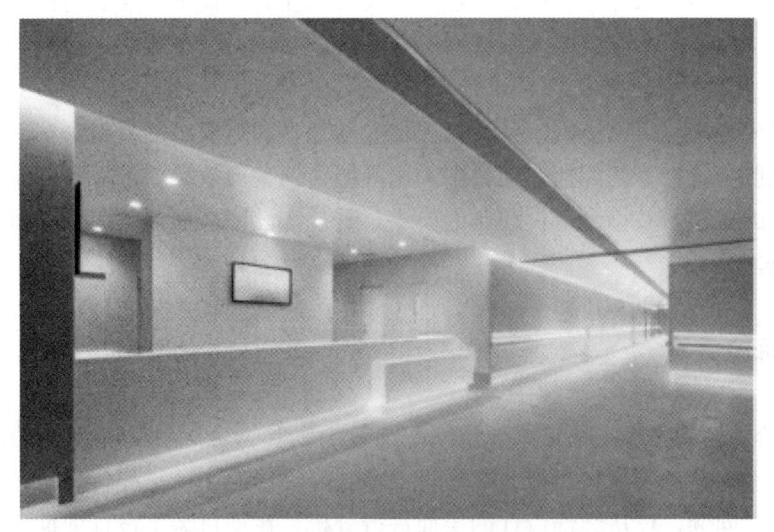

图 3-1-3 多专业与现场配合后有效控制净高的现场照片

案例二
装饰材料的控价分析

一、案例背景

医院的室内装饰工程是集功能性和装饰性于一体的综合性工程,是建筑工程的重要

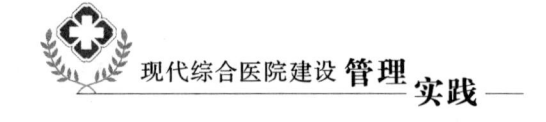

分部工程，关系到整个建筑的使用功能和装饰效果，并且具有施工材料多、工艺复杂、施工技术要求高和新材料技术更新快等特点。其造价对整个项目投资具有重要影响，所以装饰工程的全过程造价控制极为重要。本案例着重分析装饰设计阶段的控价问题。

二、建设难点

（一）涉及专业和专项多

除常规装修项目需具备的装饰专项，以及和二装阶段的给排水、暖通、强弱电、标识等专业配合外，还需有净化、医气、物流、冻库、医疗设备等专项设计，多专业、多专项的设计和施工相互交叉，配合复杂。

（二）装修材料、构件种类繁多

因医院项目的特殊性，装饰材料在具备其装饰性的前提下，需满足医院使用的功能性要求，如洁净要求、院感要求、辐射屏蔽等防护要求、安全要求，以及具备抗撞、抗污的性能等。

基于国内装饰材料市场的现状和相关行业规范，满足要求的材料众多，设计师需熟悉它们的性能、价格等。如何在项目中采用既能达到装饰效果要求，又安全可靠、性价比高且环保的材料，并符合造价控制的要求，是装饰设计从前期效果到项目后期实施落地的重难点。

三、解决方案

1. 造价的控制要求在保证重要空间装饰效果以及符合医疗功能性空间的使用原则的前提下，合理地选用材料。如何在项目中控制好设计的度，是控价设计的关键。

针对上述问题，仅从装饰设计的层面进行分析。在项目装饰设计前期，分析项目空间的功能需求和重要程度，并进行层级分类，做好对应性设计，对满足功能、保证效果以及控价具有一定的积极作用。首先，按重要性和功能性两个方面划分空间，并进行层级分类（项目非洁净空间），见表3-2-1。

表3-2-1 层级分类

层级	区域性质	空间名称
一级空间	门厅、大厅等人流量大的公共空间	门诊大厅、医疗街、急诊大厅、住院楼大厅、特需楼门厅、特需体检室等
二级空间	患者到达的重要空间	门诊医技楼二次候诊区、连廊、电梯厅、公共卫生间、特需病房及走道等
三级空间	医疗功能性空间	住院楼普通病房及病房走道、普通体检室、诊室、检查室、治疗室等

续表3-2-1

层级	区域性质	空间名称
四级空间	医护办公室等内部空间	医护办公室、值班室以及科教行政楼办公空间等

根据空间性质、功能需求和装饰的重要程度，将空间按层级关系清晰地分列出来，即可同时结合材料的特性、材质装饰效果、单价等因素进行设计，通过合理使用材料体现装饰效果。

1) 针对医疗空间的功能性，空间和材料的对应关系：急诊手术室、检验室、病理室、静脉配液室、中心供应室、血透室、重症监护室等有一定洁净要求的空间可根据造价选择无机预涂板等。普通诊室、治疗室、输液室、注射室、肠镜室、胃镜室、纤支镜室等可结合造价选择抗菌涂料、磁化膜涂料、玻纤壁纸面饰无机釉面漆、无机预涂板等。处置室可采用墙砖、地砖，便于清洗。对于门诊大厅、急诊大厅、医疗街、病房及病房走道等有吸声、隔音要求的空间，不能忽略材料的吸声性。

2) 针对空间装饰的重要性，空间和材料的对应关系：门诊大厅、医疗街、中庭、急诊大厅、住院楼大厅、体检大厅等公共区域，以患者、家属、医护人员为主，人员复杂，人流量大，主要以耐污易清洁、防撞、吸声的材料为主；对装饰效果要求较高的重要空间，天面可结合造型选择蜂窝铝板、穿孔（微孔）铝板、钢制复合板、石膏板等；地面常规采用环氧磨石、玻化砖、石材、PVC、橡胶等；墙面常规采用铝板、铝复合板、钢制墙板、医疗板（HPL板、树脂板）、石材、岩板等。在华西天府医院项目中，这类空间的地面采用的是天然大理石和仿石材地砖，墙面为覆膜铝板，天面为蜂窝铝板。

门厅等较大的空间宜采用模数规格较大的材料，可适度减少拼接缝，装饰效果更优，且具备一定的耐污、易清洁、防撞、吸声等性能，但这种材料造价也相对较高。设计时应在保证装饰效果的同时，满足控价需求。

3) 对材料自身的特性，空间和材料的对应关系：用于高空间的板材，基于板材模数问题、变形问题，以及需要具备抗撞、耐污等性能，宜选择铝板、铝复合板、钢制墙板、岩板（大板）；局部空间综合考虑效果与造价因素，可选择微晶石、天然石材等。华西天府医院项目中，高空间的墙面采用了覆膜铝板，医疗街局部墙面及独立柱为天然大理石。

2. 在明确了空间层级和材料的关系后，可采用面积分布的方式进行对应性控制，示例如下。

1) 根据以上分析，一级空间如大厅等采用装饰效果好、相对造价较高的材料，并在不影响空间效果的前提下，做好材料的空间转换，如与大厅连通的走道、医护电梯、合用前室等通过门套或加设线条收口的方式进行材料转换。以华西天府医院项目为例，医疗街采用香槟金覆膜铝板，与医疗街相通的空间有卫生间前室、合用前室、患者通道等，均采用了同色的无机预涂板进行材料转换，因此在视觉上完全一致。

2) 相对一级空间，二级空间可选造价较低的材料，但材料与一级空间应无明显的界限区分，根据空间功能情况在使用面积上进行造价控制。

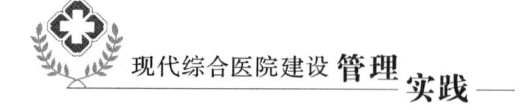

3) 三级空间，如住院楼普通病房及病房走道、普通体检室、诊室、检查室、治疗室等，因是患者到达的空间，需要注意其装饰性。同时，因其在医院项目中的面积占比最大，其单方的控价意义重大，为装饰材料面积控制的重中之重。结合以上两点，诊室、病房、病房走道等区域，天面常规采用石膏板、矿棉板、岩棉板、铝板、铝扣板等，地面采用PVC、橡胶，墙面采用HPL板、无机预涂板、抗菌涂料等。根据预估造价确定材料规格，如岩棉板通常有600mm×600mm、600mm×1200mm两种规格，小板面可采用12mm厚至15mm厚，若采用1200mm×2400mm的大板面则需要25mm厚，造价也有差异。同理，PVC和橡胶的常规厚度为2.0~2.5mm，3mm厚的单价相差较大，应根据造价的需求合理选择。以华西天府医院项目为例，诊室、病房均采用2mm厚橡胶地板，诊室通道、病房通道则采用3mm厚橡胶地板。

4) 设计中要结合考虑材料的模数，如大厅、医疗街等重要且净高较高的空间，通高的中庭一般为5.2m（一层）到10.0m不等（二至四、五层通高），其中一层的净高一般控制在3.0m以上，效果较佳。且此类空间均为装饰性的重要空间，一般采用板材幅面较大的铝板（≥3mm厚）、铝复合板（厚4mm左右）、钢制墙板（钢板厚度为0.6~1.0mm）等。这样不仅减少了板缝，增强了装饰效果，还有效地减少板材耗损。

5) 石材、岩板的干挂，以及薄板的粘贴，其龙骨的选型和安全性，既要符合相关规范，保证其稳固性和安全性，又不可过度设计，一味加大龙骨和连接件的规格。根据相关规范，干挂石材墙面，单跨跨度≤4.6m，竖向主龙骨为10号槽钢，间距≤1200mm，横向龙骨为50mm×50mm×5mm角钢，间距同石材板高。连接钢筋混凝土结构的后切螺栓拉拔值不小于15kN/颗。干挂石材的相关技术要求详见《建筑装饰室内石材工程技术规程》（CECS 422：2015）、《干挂饰面石材及其金属挂件》（JC 830—2005）的有关规定。

6) 针对其他较低空间，如二次候诊区等，净高一般在2.8~3.0m，诊室、诊室走道、病房净高一般在2.8m左右，病房走道净高一般在2.4~2.6m。若墙面采用板材，板材多为医疗板（HPL板、树脂板、无机预涂板）等。常规板材模数为1.2m×2.4m。且此类空间在整个医院项目中的面积占比非常大，对控价影响也大。所以在方案设计和施工图深化的过程中，需重点关注材料耗损问题，并对应优化。

7) 同样是材料的模数，常用于天面的板材，如矿棉板、岩棉板、硅钙板、藻钙板、玻纤板等，常规模数是600mm×600mm、600mm×1200mm以及1200mm×2400mm等。举例：对于病房走道，建筑设计的常规宽度≥2.6m，减去墙面装饰基层和面层的厚度，走道的宽度会控制在≥2.5m，即会在板材铺设的模数上出现大面积耗损，因建筑误差等因素，部分空间的天面在排布后还会出现极小板材，不易施工且装饰效果较差。设计师可以通过材料结合的方式在局部进行优化，以避免此类问题。在提升装饰效果的同时降低耗损率，达到美观且经济的效果，以最优的方式进行造价的总控制。

四、案例总结

综合以上分析,材料和空间以及造价的对应关系见表3-2-2。

表3-2-2 材料和空间以及造价的对应关系

空间层级		材料应对	控价参考（元/平方米）
一级空间	天	1. 蜂窝铝板（1200mm×2400mm）等,主要用于医疗街等公共通道; 2. 纸面石膏板无机涂料,主要用于一层门诊大厅、特需体检室、特需病房等	2000～3000
	地	大理石,主要用于一层门诊大厅、医疗街地面	
	墙	1. 覆膜铝板,主要用于门诊大厅、医疗街、急诊大厅、住院大厅等的墙面; 2. 大理石独立柱,主要用于门诊大厅、医疗街等共享空间	
二级空间	天	蜂窝铝板等主要用于二次候诊区、连廊、患者走道、电梯厅等具有吸声要求的公共空间	1500～2000
	地	3mm厚橡胶地板,主要用于二次候诊区、患者走道等公共空间地面	
	墙	3mm厚覆膜铝板、8mm厚HPL板等,主要用于二次候诊区、患者走道、急诊大厅,墙面等	
三级空间	天	藻钙板,主要用于住院楼普通病房及病房走道、普通体检室、诊室、检查室、治疗室、处置室等	1000～1500
	地	2mm厚橡胶地板,主要用于住院楼普通病房及病房走道、普通体检室、诊室、检查室、治疗室、处置室等	
	墙	1. 玻纤壁纸面饰无机釉面漆,主要用于住院楼普通病房及病房走道、普通体检室、诊室等; 2. 无机预涂板,主要用于急诊抢救室、注射室、检验科、病理科、重症监护室、血透室等; 3. HPL板,主要用于住院楼病房及病房走道、普通体检室	
四级空间	天	藻钙板等,主要用于医护办公室、值班室以及科教行政楼等办公空间	500～1000

案例三
挡烟垂壁的美观和安装问题

一、案例背景

对于挡烟垂壁，在设计过程中应关注其他专业的管线设置情况与土建净高、梁高等条件，准确计算出走道净高、挡烟垂壁高度、储烟仓厚度、单个排烟口最大排烟量等参数。与施工现场加强沟通，在现场条件变化时，确保现场挡烟垂壁施工的准确性与规范性。

二、建设难点

挡烟垂壁指用不燃材料制成，垂直安装在建筑顶棚、横梁或吊顶下，能在火灾时形成一定的蓄烟空间的挡烟分隔设施。挡烟垂壁的主要作用是提高防烟分区内的排烟效果，方便火灾时烟气能够顺利排出。相关规范对挡烟垂壁的高度和防烟分区的大小有严格的规定。设计时，应充分考虑挡烟垂壁设置位置，尽可能利用已有的门和隔断等。在必须设置挡烟垂壁时，除应满足规范要求外，还要特别注意挡烟垂壁的形式选择和位置。

挡烟垂壁的材料也对装饰效果有着一定的影响。挡烟垂壁为不燃材料，在方案前期必须了解挡烟垂壁的设置位置、方式和材料，并结合造型进行装饰深化设计。若忽略此问题，将会出现造型和挡烟垂壁的冲突，影响挡烟垂壁的使用效果和美观。

三、解决方案

对于装饰净高较低的空间，挡烟垂壁的位置和造型对净高产生影响，需及时和暖通配合，改变挡烟垂壁的形式，如改变位置、固定式改为活动式等。挡烟垂壁控制要点如下。

1. 吊顶形式：由于封闭吊顶与开孔率大于25%（孔洞均匀布置）的镂空吊顶的排烟方式不同，设计时应与装饰及建筑配合确定吊顶形式。
2. 挡烟垂壁垂下高度：挡烟垂壁垂下高度应满足疏散要求。当设置封闭吊顶，挡烟垂壁垂下高度不满足疏散要求时，应及时配合装饰专业设计师更改设计方案，采用开孔率大于25%（孔洞均匀布置）的镂空吊顶或无吊顶的装饰方案解决上述问题，或配合土建和装饰专业设计师通过增加隔断等天然防烟分区的方式，避免挡烟垂壁垂下高度不满足疏散要求的问题。

3. 单个排烟口最大排烟量的计算：应准确计算单个排烟口最大排烟量，并根据排烟量设置风口的数量与位置。应时刻关注现场情况，避免因现场调整风口而未复核消防计算，导致风口设置不满足消防设计的要求。

4. 因医院的空间功能需求以及面积大小不同，挡烟垂壁的形式也不同。

固定式挡烟垂壁：固定安装的、能满足设定挡烟高度要求的挡烟垂壁。

活动式挡烟垂壁：可从初始位置自动运行至所需位置，并满足设定挡烟高度的挡烟垂壁。

四、案例总结

根据现场的不同情况，装饰设计和暖通专业配合，结合造型以及美观等要求，深化挡烟垂壁的安装和节点设计，在满足规范的前提下，做好装饰细节处理。同时，现场应注意挡烟垂壁设置的规范性，避免电动挡烟垂壁在垂下的过程中有障碍物遮挡，或者挡烟垂壁与侧墙之间存在间隙，造成串烟等问题，影响工程验收。

案例四
医疗家具特殊节点处理

一、案例背景

随着技术的发展和更新，医疗家具发展迅速，越来越多的医疗家具呈现一体化、智慧化等特点，这对于其所需的土建设计和机电安装提出了更高的要求。

随着5G技术和智慧化医院的发展，医疗服务流程发生了诸多改变。随着精准预约诊疗服务和一站式高效诊疗服务等新的诊疗服务模式的推进，医疗流程更加注重简单、快捷、高效，挂号、服务、收费等环节也将随着互联网无现金支付的推广使用变得更加精简。例如，以往主要承担分诊功能的门诊护士站将提供更多一站式服务及人文关怀综合服务，对应台窗的设置和设计也会有相应的变化。同时，智慧药房和一体化采血柜台的做法也不同于传统台窗，以华西天府医院项目为例，实景见图3-4-1至图3-4-4。

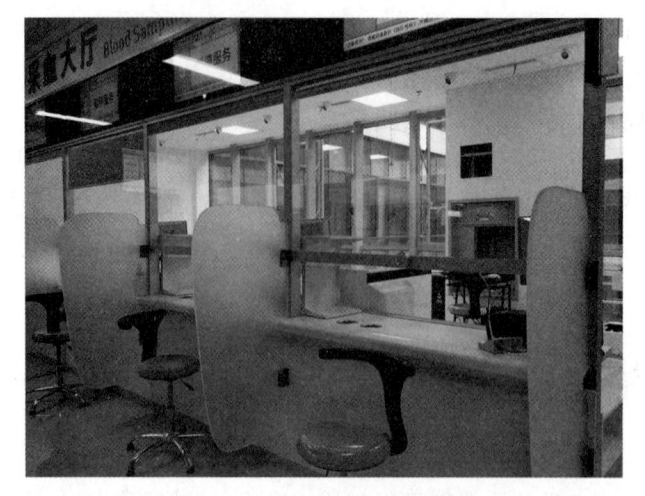

图 3-4-1 一体化采血台外景

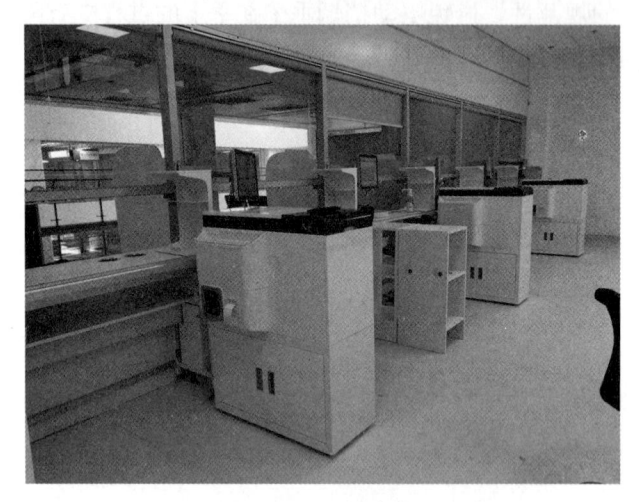

图 3-4-2 一体化采血台内景

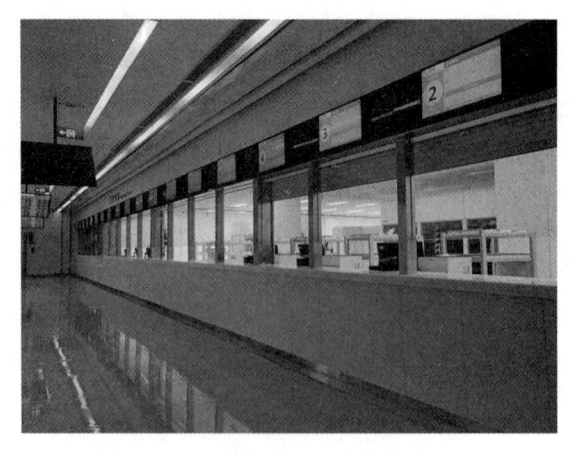

图 3-4-3 智慧药房取药窗口外景

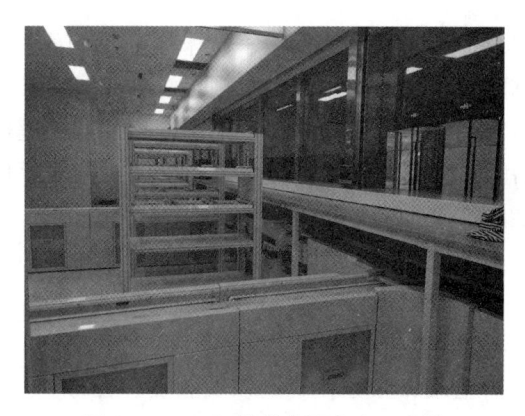

图 3-4-4 智慧药房取药窗口内景

传统的装饰工艺常用木龙骨，包括天面的造型基层采用阻燃板，均为燃烧等级为 B1 级的材料，但目前高层医院建筑天面及地面装饰材料的燃烧等级均为 A 级，且不允许降级。如护士站的台楣做法，其龙骨和造型的基层板均不能采用阻燃板、木龙骨等，取而代之的是钢龙骨、铝合金龙骨等，故护士站目前一般采用成品家具定制，材料为电解钢板基层、亚克力医用人造石台面。重症监护室护士站外、内景见图 3-4-5、图 3-4-6。

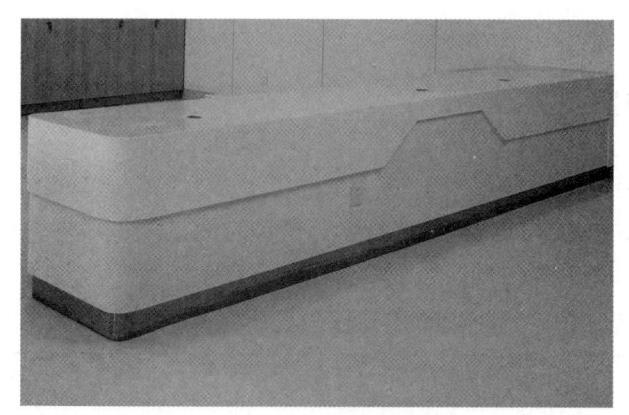

图 3-4-5 重症监护室护士站外景

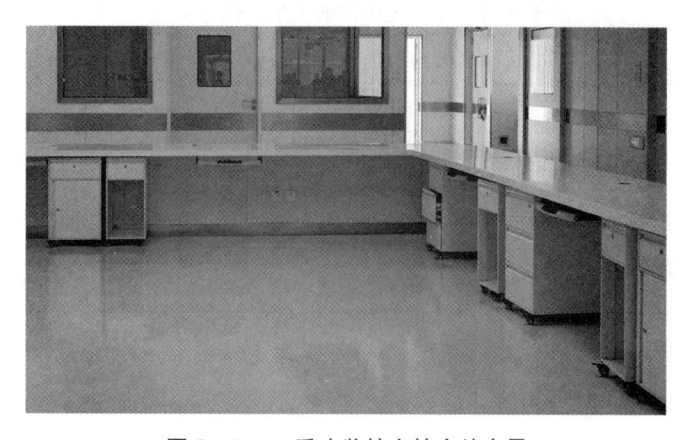

图 3-4-6 重症监护室护士站内景

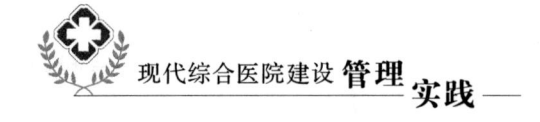

按相关规范的要求，护士站、接待台等一般采用现场施工工艺，因装配式的推行，护士站、接待台越来越多地采用钢龙骨、电解钢板、集成线槽等，以及根据现场尺寸进行工业化生产的定制台窗，如目前已较为普遍使用的重症监护室护士站、智慧药房的取药柜台和一体化采血台等。另外，对于部分具有特殊要求的医疗柜，原有的规范要求已不能满足实际使用功能的需求。

二、建设难点

医院设有接待台、护士站、服务台等，以及收费、挂号、药房、病案、标本接收、采血、注射等窗口，对应的科室繁多，概括起来有门诊问询室、急诊科、财务科、药剂科、放射科、输血科、体检中心、血透中心、内镜中心、病案科、核医学科等。以华西天府医院项目为例，不同的科室对台窗和护士站的要求均不相同，参照《医疗建筑固定设施》（07J902—2）的要求，整个项目采用较为统一的台窗形式已不能满足医院方的使用需求。

在项目实施前期分别和医院方各科室沟通，了解需求，量身定做对应的台窗，尽可能满足使用需求，收集意见并分类，一一对应需求并在图纸中实施，这也是设计的难点。

三、解决方案

以华西天府医院项目为例，通过和医院方长达数月的沟通，按各科室不同的需求做出对应的解决方案和提升措施，以咨询台、窗口为例，医院方科室及需求对应表见表3-4-1。

表3-4-1 医院方科室及需求对应表

科室	需求整理
急诊科	急诊入口大厅需设置一个标本收集台，并配置电脑工位
	急诊入口分诊台至少保证4个工位
	第二分诊台与旁边的急诊外科诊室之间开设一道连通门
	留观室护士站和输液室护士站需要连通
	EICU护士站需要至少6个工位，抢救室护士站需要至少6个工位（净化）
急诊MRI注射室	增加工作台面，延伸做成"L"形
	窗口安装卷帘（同门诊放射科注射窗口），防盗卷帘明装

续表3-4-1

科室	需求整理
门诊接待台	所有护士站、咨询台设置双通道进出，设置与护士站高度和颜色相匹配的管控门
	咨询台（护士站）调整为"L"形，一侧靠墙放置，另一侧留一个通道进出
	所有柜子抽屉需要安装锁具（同一护士站采用通用钥匙）
	高台内凹陷需适当增加隔板，用以存放文件及资料
	大厅一侧位置设"传染病预检分诊台"，设两个工位
	综合咨询总服务台为弧形或"U"形。
	对于诊断室数量相对较少的诊区，咨询台也可相对缩小，形状可以设计为"L"形，以适当增加患者的等候空间
	采血台应增设儿童、残疾人等特殊人群的采集窗口，并适当降低台面高度，以方便特殊人群采血（智能采血）
普通住院护理单元	工位10个，并设置电源
	护士站高台面部分需要加长，矮台面只保留一个工位
	高台面内凹处需要增加隔板，用以存放文件
特需楼住院护理单元	工位6个，并设置电源
	护士站进出口宽度应满足治疗车通过需要（治疗车宽度：小号1m，大号1.2m），通行口宽度需要适当大于治疗车宽度
	护士站设高低台面，高台面内凹处需要增加隔板，中间分格高10cm、宽30cm；台面下设计可竖直存放资料的柜子
特需门诊	特需门诊大厅的综合服务台以及特需门诊咨询台，台面的中段部分抬高30cm；高台面内凹处需要增加隔板，中间分格高10cm、宽30cm；台面下尽可能多设计可竖向存放资料的柜子（宽度为CT照片宽度），柜子需上锁
	特需门诊每2～3个诊室外需配一个导诊台（导诊台需使用电脑）
	诊断室插座一键开关的设置要求和普通门诊诊室要求一致
	在特需门诊大厅的合适位置设置一个传染病预检分诊台，设高低台面，台面中段部分抬高30cm，高台面内凹处需要隔板，中间分格高10cm、宽30cm；柜台面下设储物柜

续表3-4-1

科室		需求整理
放射科室	注射窗口	门诊放射科： 1. 注射室减少一个注射窗口，将其更改为注射室，出入门净宽≥1.1m； 2. 观察室/抢救室出入门净宽≥1.1m，便于抢救床顺利通行； 3. 3个注射窗口即可满足使用需求，台面设置固定垃圾投放口，台面下有规范的垃圾桶存放位置； 4. 电脑需要侧面放置，工作人员正坐； 5. 注射台面下不用柜门，电脑侧放台面下需要柜门； 6. 窗口台面离地75cm（包含石材高度）； 7. 窗口安装卷帘，晚上可关闭，防盗卷帘明装
	咨询预约窗口	窗口工作房间适当增加工作人员使用面积，增加储物空间，摆放储物柜
		工作人员侧坐位，即电脑桌和窗口垂直，地面需垫高（不使用高脚凳）
		窗口安装卷帘，晚上可关闭，防盗卷帘明装
		预约等待处增加一道进出门，方便预约后的患者进入放射大厅
病理科		进门第一和第二两个工位需侧坐式且两台电脑紧挨摆放，即工作人员相对而坐，第三台电脑正坐式摆放
		窗口台面高度90cm，窗口需要卷帘门，晚上可关闭
		配置呼叫系统电源、网线插口，窗口内部有4个内网、1个外网、1部电话
输血科	标本接收窗口	电脑侧位放置，注意台面及窗口高度，标本送达人员需要扫描电脑显示屏
		窗口安装卷帘，随时可关闭，防盗卷帘明装
	发血窗口	台面窗口玻璃需要后退，玻璃可置于台面中间适当位置（台面60cm，玻璃居中），即玻璃外面需留台面供接收人员签字
		窗口安装卷帘，随时可关闭，防盗卷帘明装
体检中心	登记服务台	横着的长台面下尽可能多设计可竖直存放体检报告的柜子（宽度应大于CT片宽度，约为50cm），柜子需上锁且可以推拉
		倒角后的短台面下设计储存抽屉，抽屉需上锁
		台面尺寸宽70cm，需加宽到90cm
		服务台做成高低台面，高低台面高差为30cm，左边照相高台面内凹处需要增加隔板，右边发送报告台面内凹处不需要增加隔板
		电脑需要正面放置，工作人员正坐
		服务台左右两边均需预留出入口，两边离墙宽度为90cm
	咨询台	适当增加台面长度，并增加两个工位；不需要高低台面，建议台面宽90cm、高80cm；咨询台下应设计尽可能多的储存抽屉，抽屉需上锁
		咨询台左右两边均需预留出入口，两边离墙宽度为90cm

续表 3-4-1

科室		需求整理
体检中心	收费窗口	收费间空间需扩大；1个收费窗口即可，但需要配置3台电脑、3台打印机、1组柜子，供两名工作人员使用
		文件柜尺寸：长86cm、宽36cm、高40cm
		家具、电脑摆放位置合理，地面垫高
	VIP体检接待台	现场台面尺寸加宽到90cm，做成高低台面，高低台面高差为30cm，高台面内凹处需要增加隔板，长台面下应设计尽可能多的储存抽屉，抽屉需上锁
		接待台左右两边均需要预留出入口，两边离墙宽度为90cm
血透中心	分诊台	两侧通行
		需要考虑液晶显示器放置位置
	阴性透析护士站	护士站向下移动，错开治疗室的进出门
		向下移动并适当增加台面长度，靠墙处要增加单独的储物柜
		向下移动后，护士站需要和患者的病床单元隔开，靠隔断位置增加储物柜
内镜室		内镜预约窗口需要高低台面，患者台面高90cm，工作人员侧坐，侧坐位设高低台面，高台面高120cm，矮台面（工作台面）高75cm，高台面内凹处需要增加隔板
		C_{14}检测窗口同预约窗口，但是不设工作人员高台面，且只设1个窗口
		窗口安装卷帘，晚上可关闭
病案科		窗台外面患者（家属）需要坐式办理，故台面为矮台面（高75cm）
		工作人员采取正坐式
		窗口安装卷帘，晚上关闭
		外通道需要在适当位置设置座椅（需等候区）
		每个工位需要预留高速打印机的位置并配备相应的地面插座
财务挂号收费窗口		财务挂号收费窗口台面将安装人脸识别系统、信息显示屏等，考虑弱电接口
		所有挂号收费窗口安装卷帘，工作人员均为侧坐式
		急诊收费、门诊收费窗口的地面垫高
		日间出入院办理窗口同收费窗口设计
		桌面与窗台齐平，参照尺寸如下： 1. 窗台，高110cm、宽76cm，台面增加隔板，其中窗口内50cm、窗口外26cm； 2. 桌子，长120cm、宽50cm、高80cm
		收费处内部地面垫高：高度为30cm（两个梯步，梯步高15cm、宽30cm）

续表3-4-1

科室		需求整理
核医学科		接诊台需为窗口形式，类似于财务挂号收费窗口，地面也需垫高
		窗口设计与放射科预约窗口相同，窗口安装卷帘
		房间需要储物柜，用于存放PET、ECT报告和胶片
药房发药窗口	门诊药房	门诊药房配有自动发药系统，窗口柜台务必结合自动发药系统进行统一规划
		工作人员采取正坐式
	急诊药房	保留3个窗口，节约空间，合理利用
		窗口台面太高，改造后药师操作台面高75cm，发药台面高100cm
	发热门诊药房	因工作人员需穿防护服，空调通风设计需要满足使用需求
		考虑设计1个冰箱摆放位置
		窗口尽可能扩大；发放窗口的玻璃上下开关需要牢固，开关便捷
		发热接诊护士需要与患者直接接触，应单独设置接诊台
	通用要求	急诊药房、中药房、住院药房、发热门诊药房等的药师操作台面高度均为75cm，发药台面高度均为100cm；各药房库房的门宽需保证≥1500mm
		药师操作台面应与药房对接，按工作开展安全规程定制设计
		所有发药窗口工作人员为正坐位（面对窗口）
		门诊大厅左侧的"挂号收费、综合服务"窗口： 1. 需区分挂号收费与综合服务功能（需有物理隔断），一侧为"综合服务"，另一侧为"挂号收费"； 2. 设"综合服务"工作人员更衣空间

同样，针对具有特殊要求的医疗柜，医院方基于使用体验，提出了不同于常规设计的细节要求：柜体上方可开启，兼顾储藏功能，因柜体上层有储藏功能，需做好防潮处理；柜体高度需结合设备带的常规高度适当调整，考虑检修要求等，应根据不同需求对柜体尺度和细节进行处理。如血透柜因柜体总长度差异，柜门应以400~550mm的尺寸（宽度）均匀布置，定制厂家按要求深化。因为柜体的宽度有差异（和柱面完成面有关），双侧开启柜门的柜体按照均分原则，一侧开启柜门的柜体统一为开启门宽700mm，其余为固定台面。柜体阳角需倒圆角做防护处理。

血透柜平、立剖面图见图3-4-7。

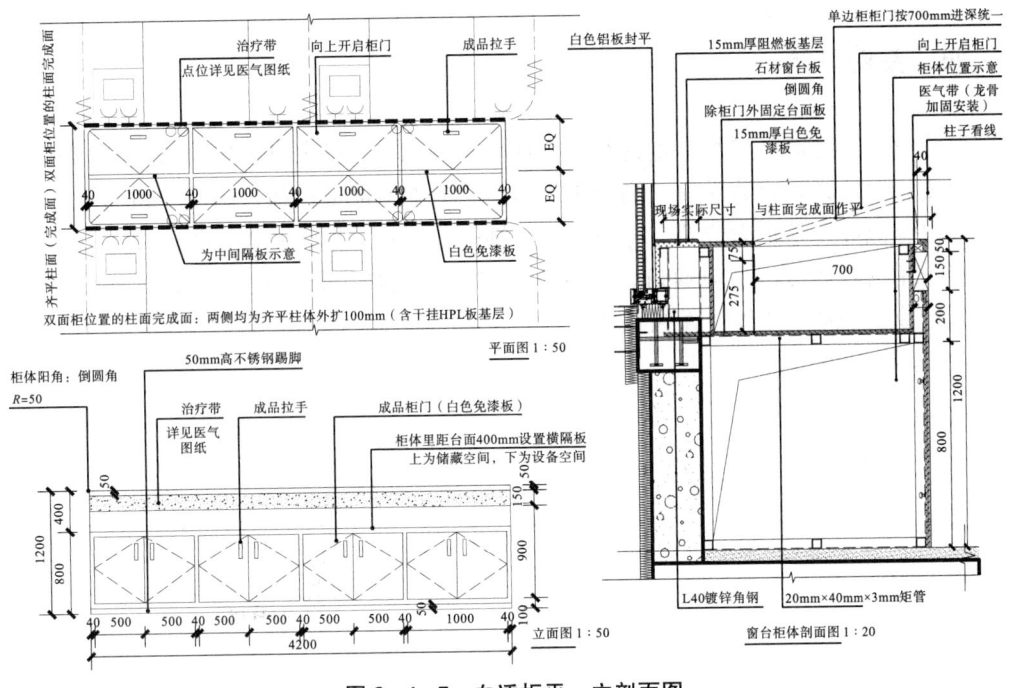

图 3-4-7 血透柜平、立剖面图

又如皮肤科美容柜，窗台下边沿玻璃幕墙处为百叶，窗台拉通做一个有检修门存放"吸尘器"的空柜，柜内需干净整洁，百叶到柜门的距离不小于650mm。飘窗台下做内置百叶通风柜（用于放置吸尘器）。尺寸如下：内高400mm×宽500mm×长620mm，外高520mm×宽620mm。激光治疗室配置2个百叶通风柜，内放置普通家用吸尘器。柜门宽400~450mm，根据现场均分，双开门开口尺寸为800~900mm，需在放置吸尘器位置的对应柜门上开孔，供吸尘管道通过（开孔位置和大小按现场安装的管道确定）。

皮肤美容柜剖面图见图 3-4-8。

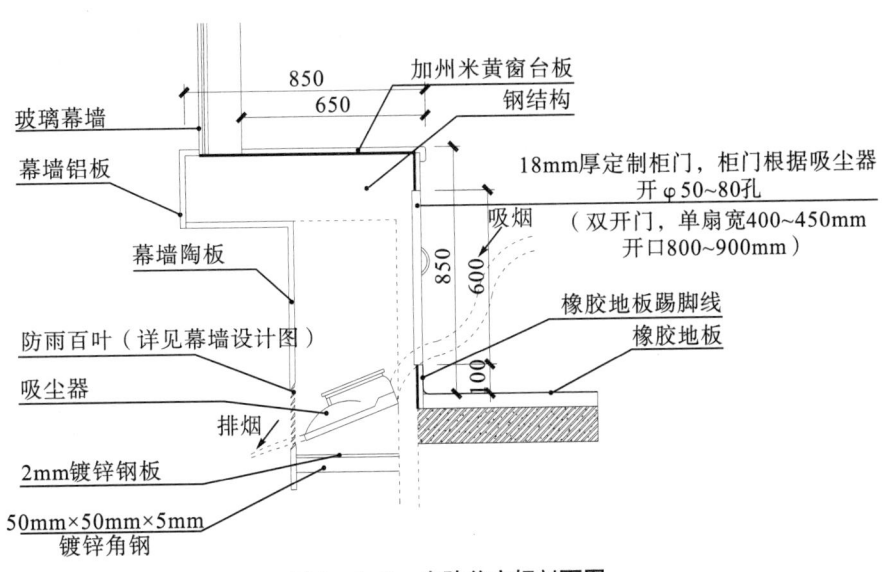

图 3-4-8 皮肤美容柜剖面图

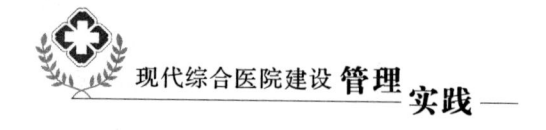

四、案例总结

医疗家具需针对需求细节进行梳理,如每个咨询台、护士站的窗口为敞开、半敞开还是封闭,窗口是否安装卷帘,高台还是矮台,有无液晶显示器,内部工位为侧坐还是正坐,电脑侧放还是正面放置,工位个数,插座位置和个数,有无文件隔板,有无储物柜,护士站为双通道还是单通道,采血和注射窗口的垃圾投放位置、如何分类等。因此,医疗家具的精细化设计尤为重要。

第四章 设施设备管理

案例一
医院供电系统的可靠性

一、案例背景

随着科学技术的飞速发展，医疗水平不断提高，医院用电设备种类越来越多，医院对电源的可靠性要求也越来越高。手术室、重症监护室、急诊抢救室、产房、检验科、负压吸引真空泵等一旦断电，将对医疗工作造成很大影响，甚至会造成重大医疗事故，危及患者的生命安全。因此，不同区域、不同设备选择合理的供电措施，对提高医院供电可靠性有着重要意义。同时，电能质量关系到整个电力系统及医疗场所用电设备的稳定、安全、经济运行，采取有效的电能质量保障措施对提高医院供电可靠性具有重要意义。

二、建设要点

供电系统设计应尽量简单可靠，减少电能损耗，便于维护管理，在满足现有使用需求的同时，适当考虑未来发展需求。医院供电系统必须满足负荷分级及医疗场所要求自动恢复供电时间的相关要求。负荷分级是根据供电可靠性的要求及中断供电所造成的损失或影响程度确定的，医疗场所要求自动恢复供电时间是患者对环境和设备的要求。

（一）用电负荷分级

医疗建筑用电负荷应根据负荷供电可靠性要求及中断供电对生命安全、人身安全、经济等所造成的影响程度进行分级，见表4-1-1。

表 4-1-1　医疗建筑用电负荷分级

医疗建筑名称	用电负荷科室和设施设备	负荷等级
三级、二级医院	1. 急诊抢救室、血液病房的净化室、产房、烧伤病房、重症监护室、早产儿室、血透室、手术室、术前准备室、术后复苏室、麻醉室、心血管造影检查室等场所中涉及患者生命安全的设备及其照明用电； 2. 大型生化仪器、重症呼吸道感染区的通风系统	一级负荷中特别重要的负荷
三级、二级医院	1. 急诊抢救室、血液病房的净化室、产房、烧伤病房、重症监护室、早产儿室、血透室、手术室、术前准备室、术后复苏室、麻醉室、心血管造影检查室等场所中的除一级负荷中特别重要负荷的其他用电设备； 2. 急诊室、急诊观察室及处置室、婴儿室、内镜检查室、影像科、放射治疗室、核医学室等； 3. 高压氧舱、血库、培养箱、恒温箱； 4. 病理科的取材室、制片室、镜检室的用电设备； 5. 计算机网络系统用电； 6. 门诊部、医技部及住院部30%的走道照明； 7. 配电室照明用电	一级负荷
三级、二级医院	1. 电子显微镜、影像科诊断用电设备； 2. 肢体伤残康复病房照明用电； 3. 中心（消毒）供应室、空气净化机组； 4. 贵重药品冷库、太平柜； 5. 客梯、生活水泵、采暖锅炉及换热站等用电负荷	二级负荷
一级医院	急诊室	
三级、二级、一级医院	一、二级负荷以外的其他负荷	三级负荷

医用气体供应系统中的真空泵、压缩机、制氧机等设备用电负荷等级及其控制与报警系统负荷等级应为一级，医学实验用动物屏蔽环境的照明及其净化空调系统用电负荷等级不应低于二级。

（二）自动恢复供电时间

1. 医疗场所应根据对电气安全防护的要求分为下列三类。

1）0类：不使用医疗电气设备接触部件的医疗场所。

2）1类：医疗电气设备接触部件需要与患者体表、体内（除2类医疗场所所述部位外）接触的医疗场所。

3）2类：医疗电气设备接触部件需要与患者体内接触的医疗场所、手术室，以及电源中断或故障后将危及患者生命的医疗场所。

2. 医疗场所及设施设备的类别划分与要求自动恢复供电时间见表4-1-2。

表4-1-2 医疗场所及设施设备的类别划分与要求自动恢复供电时间

名称	医疗场所及设施设备	场所类别 0	场所类别 1	场所类别 2	要求自动恢复供电时间 t（秒） t≤0.5	0.5<t≤15	t>15
门诊部	门诊室	√	—	—	—	—	—
	门诊治疗室	—	√	—	—	—	√
急诊部	急诊室	√	—	—	—	√	—
	急诊抢救室	—	—	√	√(a)	√	—
	急诊观察室、处置室	—	√	—	—	√	—
住院部	病房	—	√	—	—	—	√
	血液病房的净化室、产房、烧伤病房	—	√	—	√(a)	√	—
	婴儿室	—	√	—	—	√	—
	重症监护室、早产儿室	—	—	√	√(a)	—	—
	血透室	—	√	—	√(a)	—	—
手术部	手术室	—	—	√	√(a)	√	—
	术前准备室、术后复苏室、麻醉室	—	√	—	√(a)	√	—
	护士站、麻醉师办公室、石膏室、冰冻切片室、敷料制作室、消毒敷料室	√	—	—	—	√	—
功能检查	肺功能检查室、电生理检查室、超声检查室	—	√	—	—	√	—
内镜中心	内镜检查室	—	√(b)	—	—	√(b)	—
泌尿科	诊疗室	—	√(b)	—	—	√(b)	—
影像科	DR诊断室、CR诊断室、CT诊断室	—	√	—	—	√	—
	导管介入室	—	√	—	—	√	—
	心血管造影检查室	—	—	√	√(a)	√	—
	MRI扫描间	—	√	—	—	√	—
放射治疗	后装、钴60、直线加速器、γ刀、深部X线治疗	—	√	—	—	√	—
理疗科	物理治疗室	—	√	—	—	—	√
	水疗室	—	√	—	—	—	√
检验科	大型生化仪器	√	—	—	√	—	—
	一般仪器	√	—	—	—	√	—

续表4-1-2

名称	医疗场所及设施设备	场所类别 0	场所类别 1	场所类别 2	要求自动恢复供电时间 t（秒） $t\leq0.5$	要求自动恢复供电时间 t（秒） $0.5<t\leq15$	要求自动恢复供电时间 t（秒） $t>15$
核医学	ECT扫描间、PET扫描间、γ照相机、服药室、注射室	—	√	—	—	√(a)	—
核医学	试剂配制室、储源室、分装室、功能测试室、实验室、计量室	√	—	—	—	√	—
高压氧中心	高压氧舱	—	√	—	—	√	—
输血科	贮血	√	—	—	—	√	—
输血科	配血、发血	√	—	—	—	—	√
病理科	取材室、制片室、镜检室	√	—	—	—	√	—
病理科	病理解剖室	√	—	—	—	—	√
药剂科	贵重药品冷库	√	—	—	—	—	√
保障系统	医用气体供应系统	√	—	—	—	√	—
保障系统	中心（消毒）供应室、空气净化机组	√	—	—	—	—	√
保障系统	太平柜、焚烧炉、锅炉房	√	—	—	—	—	√

注：（a）指的是涉及生命安全的电气设备及照明；（b）指的是不作为手术室使用时。

三、解决方案

医疗建筑供电系统设计应根据负荷性质、用电容量、建筑特点和发展规划以及当地供电条件，确定合理的供电方案。同时，应根据负荷分级、医疗场所及设施设备的类别与要求自动恢复供电时间和安全性的要求，确定合理的供电措施。医院供电设计除应满足《供配电系统设计规范》《医疗建筑电气设计规范》《医院洁净手术部建筑技术规范》《传染病医院建筑设计规范》《综合医院建筑设计规范》等国家及行业规范外，还需与医院方进行充分沟通，了解医院方的不同需求，兼顾医院方的个性化需求，确定合理的供电方案及供电措施。

（一）供电方案

1. 方案1：两个10kV电源＋柴油发电机组＋UPS电源的配置。10kV配电示意图（1）见图4-1-1。

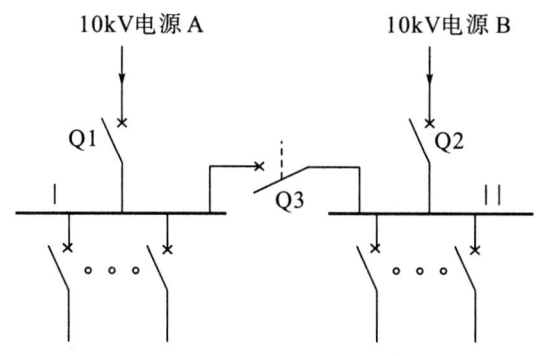

```
                10kV电源A              10kV电源B
                   ↓                      ↓
                   ╲Q1                    ╲Q2
              ├────┴─────╳─────┬──────────┤
                        Q3
           ╲  ╲  ╲           ╲  ╲  ╲
           … …               … …
```

图 4-1-1　10kV 配电示意图（1）

两个 10kV 电源同时工作，互为备用，采用单母线分段接线，分列运行并设置联络开关。对于二级、三级医院有大量的一级负荷，备用电源自动恢复供电时间为 0.5 秒＜t≤15 秒，双市电同时工作、末端切换完全满足该要求。对于一级负荷中特别重要的负荷，设置自启动柴油发电机组作为应急电源，同时为满足自动恢复供电时间 t≤0.5 秒的负荷要求，还需设置 UPS 电源，其应急供电时间不应小于 15 分钟。该方案的特点如下：

1）可实施性较好。

2）一个 10kV 电源中断供电，另一个 10kV 电源能保障全部的一级、二级负荷用电。

3）发电机容量配置相对合理，仅需按照一级负荷中特别重要的负荷和消防负荷选取。

2. 方案 2：两个 10kV 电源＋柴油发电机组＋UPS 电源的配置。10kV 配电示意图（2）见图 4-1-2。

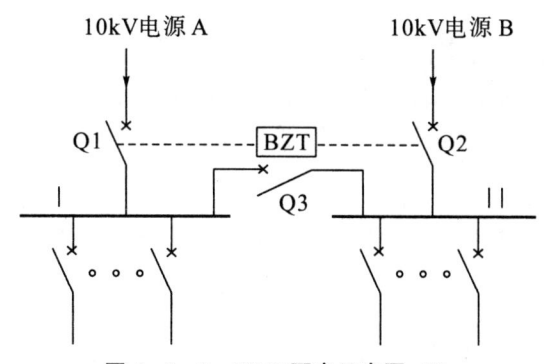

```
                10kV电源A              10kV电源B
                   ↓                      ↓
                   ╲Q1    ┌─────┐         ╲Q2
              ├────┴──────┤ BZT ├─────────┤
                          └─────┘
                            Q3
           ╲  ╲  ╲                 ╲  ╲  ╲
           … …                     … …
```

图 4-1-2　10kV 配电示意图（2）

两个 10kV 电源一用一备的单母线分段接线。该方案的特点：当由市电来满足部分一级负荷备用电源自动恢复供电时间为 0.5 秒＜t≤15 秒的要求时，需征求电力部门的同意，设置 BZT 装置；如果电力部门不允许采用 BZT 装置，则需要将该部分负荷全部由柴油发电机组供电，发电机组容量将会较方案 1 增大。

3. 方案 3：两个 10kV 电源＋柴油发电机组＋UPS 电源的配置。10kV 配电示意图（3）见图 4-1-3。

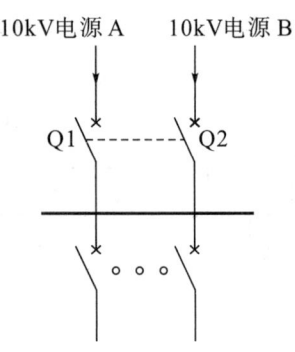

图 4-1-3　10kV 配电示意图（3）

两个 10kV 电源采用一用一备的单母线接线。该方案的特点：采用两个 10kV 电源一用一备的单母线接线，满足对没有中断时间限制的二级负荷供电要求，但不满足一级负荷要求；全部的一级负荷需要由备用柴油发电机组供电，发电机容量很大，设置两路 10kV 电源的优势不明显。

4．方案 4：一个 10kV 电源＋柴油发电机组＋UPS 电源的配置。

当地区电网获取第二个高压电源困难时，需要设置自备柴油发电机组，作为所有一级、二级负荷的备用电源，当市电停电时，要求发电机在 15 秒内向规定的用电负荷供电，供电范围包括备用电源自动恢复供电时间 $t \leqslant 15$ 秒的所有负荷以及其他一级、二级负荷。

5．结论：推荐使用供电方案 1；当电力部门同意采用 BZT 装置时，可以采用方案 2；不推荐使用方案 3；在地区电网获取第二个高压电源非常困难，而且在医院级别较低的情况下，可以采用方案 4。

（二）供电措施

医院建筑供电系统设计应根据供电可靠性要求及中断供电对生命安全、经济等的影响，对不同场所、不同设备采取合理的供电措施，在保证供电可靠性的前提下，不做过度设计。根据医院供电系统可靠性设计原则，总结医疗建筑的供电措施。特殊医疗用房及设施设备供电措施见表 4-1-3。

表 4-1-3　特殊医疗用房及设施设备供电措施

负荷类型	10kV 市电	双回路末端切换	应急电源 柴油发电机组	应急电源 EPS 或备用蓄电池组	应急电源 UPS	2 类医疗场所采用局部 IT 系统	备注
治疗室、抢救室照明	2	√	√				
新生儿科病房照明	2	√	√				

续表4-1-3

负荷类型	10kV市电	双回路末端切换	应急电源 柴油发电机组	应急电源 EPS或备用蓄电池组	应急电源 UPS	2类医疗场所采用局部IT系统	备注
重症监护室、早产儿室、急诊抢救室	2	√	√		√	√	UPS仅承担生命安全保障系统及安全照明供电
手术室	2	√	√		√	√	
术前准备室、术后恢复室、麻醉室等	2	√	√		√		
手术部走道照明	2	√	√				
手术部辅助房	2	√	√				
输血科储血、血库	2	√	√				
手术部办公用房	2	√					
心血管造影（DSA）检查室（介入手术用电）	2	√	√		√	√	UPS仅承担生命安全保障系统及安全照明供电
配液室照明、插座、设备	2	√	√				
DSA、MRI医疗设备及辅助用电	2	√					DSA主机；MRI主机和冷水机均应由变电所分别双电源配电
直线加速器、后装机	2	√			√		UPS仅供加速器真空泵使用
检验科临床检验分析设备、仪器	2	√	√		√		UPS仅针对自动恢复供电时间$t<0.5$秒的设备
净化空调（含末端）	2	√					
百级手术室中维持洁净等级要求的送排风系统	2	√	√				
急诊部除普通空调、动力外的照明、插座	2	√	√				
血透室	2	√	√				
产房	2	√	√		√		UPS主要供备用照明，不含下列设备：移动病床、洗婴器、暖箱
治疗用CT	2	√					
钴60、伽马刀、深部X线治疗机	2	√					
PET、ECT、PET-CT	2	√					

续表 4-1-3

负荷类型	10kV 市电	双回路末端切换	应急电源 柴油发电机组	应急电源 EPS或备用蓄电池组	应急电源 UPS	2类医疗场所采用局部IT系统	备注
诊断用 DR、CR、CT	2						
介入超声	2	√	√				普通超声为二级负荷，专用回路即可

（三）高品质的电能质量保障措施

电能质量是保障医院供电系统可靠性的重要因素，必须保证电压偏差、谐波等满足相关要求，方可接入电气设备。因此，应以电能质量和经济投入为前提，通过合理的电气设计，在满足电能质量要求且符合国家、行业标准的基础上，保障电力设备安全、可靠运行，同时减少经济投入。

电气设计中既要考虑到谐波对重要设备的影响，也要考虑到该设备是否本身就是谐波源，在减少谐波对设备的影响的同时也要抑制设备产生的谐波。一般情况下，对于大的谐波源可以就地处理，分散的谐波源可以集中处理，也可以多种方式并进。

医院的谐波主要由整流晶闸管设备（如开关电源、机电控制设备、充电装置等）、变频设备（电梯、电动机、水泵、风机等变频设备）、气体放电类电光源以及 LED 光源、大型医疗设备（MRI 设备、DSA 设备、CT 设备、DR 设备等）、电器设备（空调、冰箱、洗衣机等）产生。谐波影响电动机、大型医疗设备、手术室设备、电缆、断路器、仪表等设备的正常运行。

针对医院用电设备种类繁多，以及医疗场所及设施设备对电能质量要求较高的特点，结合以往项目经验，总结电能质量保障措施如下。

1. 在变压器低压侧供电系统中，采用串接电抗器的无功补偿装置，抑制和吸收部分谐波，以减少谐波损耗并提高电能使用效率和电能质量。

2. 在变电所集中配置有源滤波器进行谐波治理，也可在变电所内预留有源滤波柜的条件，后期根据实际运行谐波含量情况设置有源滤波柜。

3. 对于谐波源较大的设备，如 UPS、变频器等，要求设备自带谐波抑制器。

4. 对于大量的单相负荷，尽量采用三相平衡配电。

5. 对于谐波含量较大且大功率的动力负荷，如 UPS、大型医疗设备等，采用专用线路供电。

6. 用电设备端电压偏差要求：室内一般照明的电压允许偏差应为±5％，视觉要求较高的场所的电压允许偏差应为－2.5％～＋5％；远离变电所的一般工作场所的电压允许偏差为（含应急照明、景观照明、道路照明和警卫照明）＋5％，－10％；电梯电动机的电压允许偏差为±7％。

四、案例总结

医院不同于一般的公共建筑，其人员密集，设施设备多而复杂，设施设备不断更新换代，因此，医院对供电可靠性要求高。应根据医院级别、当地的供电条件和发展规划制订合理的供电方案。根据医疗建筑用电负荷分级、医疗场所及设施设备的类别与要求自动恢复供电的时间、用电负荷特性采取合理的供电措施。同时，伴随着人类对电能质量要求的不断提高，电能质量保障向着智能化、综合化的方向高速发展，电能质量保障措施会越来越完善。

案例二
用电容量规划和应对后期新增容量处理

一、案例背景

近年来，伴随着医疗技术的飞速发展，医疗设施设备种类越来越多，耗电量越来越大。《全国民用建筑工程设计技术措施》中规定的医院负荷指标为 $30\sim70\text{W}/\text{m}^2$，已无法满足现代医疗技术的用电需求。在医院建筑中，不同级别、不同类型、不同场所因用电设备不同，负荷取值也各不相同。因此，在设计阶段，需要根据现代医院不同场所的实际需求，合理确定负荷取值。不同厂家同种设施设备功率存在一定差异，有些甚至差异较大。专项设计需考虑一定的通用性。

二、建设要点

医院建筑用电容量规划的基础资料来自设备安装容量。设备安装容量是计算范围内安装的所有用电设备的额定容量或额定功率（设备铭牌上的数据）之和，是配电设计和计算的基础资料和依据。医院建筑用电容量规划的主要原则如下。

1. 对于短时或周期工作制的大型医疗设备或电动机，应将额定功率换算到统一负载持续率的有功功率。
2. 成组用电设备的设备容量不应包含备用设备容量。
3. 不同季节或同一时段不同时使用的设备，取其较大值计入总设备容量。
4. 照明设备的容量：光源的额定功率加附属设备的功率。

(一) 主要场所容量规划

1. 普通病房：普通病房的主要用电设备包括照明、风机盘管、设备带照明及插座、电视机及其他用途用电插座（如消毒机、充电插座、移动工作站）等。病房一般由门廊、卫生间、病床及陪护休息区三个区域组成。普通病房基本用电负荷统计举例见表4-2-1。

表4-2-1 普通病房基本用电负荷统计举例

项目	病房类型	总面积（m²）	床位数	照明容量（W）	设备带插座数量（个）	设备带插座照明容量（W）	基本插座容量（W）	风机盘管容量+换气扇（W）	合计（W）	功率密度（W/m²）
四川大学华西天府医院	三人病房	37	3	156	6	633	200	148	1137	30.7
德阳市××医院	三人病房	36	3	157	6	633	200	148	1138	31.6

消毒机在使用时，病房里面的设备基本没有使用，因此消毒机的电量可以不计入病房容量。三人病房的设备基本安装容量在1kW左右，单位面积设备容量为30~35W/m²。当床位数<3时，设备带插座和基本插座数量减少，用电负荷相应降低。当医院对病房插座配置要求较高时，如配置冰箱、洗衣机等，可适当增加相应的用电量。

2. 普通诊室：普通诊室面积一般在12~18m²。诊室基本用电设备主要包括照明、风机盘管、电脑、打印机、显示器、读片灯及其他设备（如消毒机、干手器、妇科检查灯等），其中消毒机和干手器视医院标准配置。消毒机一般不在工作时段使用，每次消毒时间不少于2小时，通常安排在早晨上班前和下午下班后进行。读片灯一般在医生检查时才使用，与打印机不同时使用。普通诊室基本用电负荷统计见表4-2-2。

表4-2-2 普通诊室基本用电负荷统计

设备名称	设备容量（W）	数量	基本插座配置	设备容量合计（W）
打印机	300	1	1	300
电脑主机	150	1	1	150
显示器	30	2	2	60
读片灯	15	1	1	15
消毒机	100	1	1	100
风机盘管	100	1		100
同时使用合计			6	610

需要说明的是，若配置干手器，当医生使用干手器时，除照明和风机盘管外，其他设备处于待机状态或不用。干手器为短时负荷，对负荷计算影响不大，但是末端开关和

配线需满足最大功率情况的要求。

3. 超声检查室：超声检查室与普通诊室相比多了超声检查设备，其基本负荷取值原则上与普通诊室相同，但需另加超声检查设备容量。通常普通 B 超机的负荷约为 400VA，高端四维彩超的负荷为 800~1000VA。

4. 重症监护室：与普通设备相比，重症监护室的设备与患者生命息息相关，其配置应以满足需要、便于抢救、减少污染为原则。重症监护室的主要设备包括床旁监护系统、输液泵和微量注射泵、电源接口、完善的功能设备带或功能架、病床、呼吸机等。负荷取值可按 2kVA/床计，另加重症监护室照明以及附属配电设备的用电。

5. 手术室：标准手术室电源由 UPS 供电电源和非 UPS 供电电源组成。根据《医院洁净手术部建筑技术规范》（GB 50333—2013），一间手术室非治疗用电总负荷不应小于 3kVA，治疗用电总负荷不应小于 6kVA。对于手术室中的安全照明及生命支持系统，如手术室无影灯、吊塔插座、手术专用插座箱、PC 平台、中央情报控制面板等采用 UPS 供电，并设置医疗 IT 系统。IT 系统隔离变压器的容量通常有 6.3kVA、8kVA 和 10kVA 三档。手术室非治疗用电，如观片灯、书写台灯、手术室门灯、电动门、非治疗用插座箱等，容量可按 3kW 取值。

6. 大型医疗设备房：根据医院方选定的大型医疗设备参数确定容量，照明及其附属设备的用电单独考虑。在设计阶段，业主方往往无法确定具体医疗设备的品牌，而对于相同规格的设备，不同的厂家其电气参数、土建要求有一定的差异。建议在设计阶段与业主进行充分沟通，若业主能确定具体的设备品牌，可按业主指定的设备厂家要求进行设计，并兼顾后期招标设备变化情况下的土建以及电气接口的通用性。若业主不能确定具体设备，建议与业主沟通设计界面，做好土建以及电气接口预留，待业主招标确定后进行深化设计，以避免因设计与招标设备不一致造成的浪费。各主要品牌大型医疗设备电气参数见表 4-2-3。

表 4-2-3 各主要品牌大型医疗设备电气参数

设备名称	主要参数	主机容量	辅助设备容量
MRI 设备	1.5T	主电源：80kVA； 主电源连续功率：58~110kVA； 主电源峰值功率：75~125kVA； cos=0.9	空调和水冷机共 60~80kW
	3T	主电源：88kVA； 主电源连续功率：75~125kVA； 主电源峰值功率：95kVA； cos=0.9	空调和水冷机共 70~80kW
	7T	主电源：180kVA； 主电源连续功率：119kVA； 主电源峰值功率：247kVA； cos=0.9	空调 60kW、水冷机 75kW

续表4-2-3

设备名称	主要参数	主机容量	辅助设备容量
MR-LINAC设备		主电源连续功率：120kVA； MR：60kVA； 治疗系统：47kVA； 服务器：13kVA	空调60kW、水冷机75kW
CT设备	64排	主电源：140~175kVA	空调、洗片机、照明及电源插座用电需另行提供
CT设备	128排	主电源：112.5~140.0kVA	
CT设备	—	主电源：50~150kVA	空调、洗片机、照明及电源插座用电需另行提供
DR设备	单板	主电源：35kVA	
DR设备	双板	主电源：35~72kVA	
DSA设备		主电源：58.8~171kVA	空调、照明及电源插座用电需另行提供
TH设备	6MV	主电源：30kW	真空泵系统、水冷机房、服务器机房插座2个
TH设备	10MV	主电源：62kW或120kVA	真空泵系统、水冷机房、服务器机房插座2个
TH设备	15MV	主电源：62kW或120kVA	真空泵系统、水冷机房、服务器机房插座2个
数字胃肠仪		主电源：35~70kVA	空调、照明及电源插座用电需另行提供
数字化泌尿检查床		主电源：35~70kVA	空调、照明及电源插座用电需另行提供
乳腺X光机		主电源：5kVA、AC220V或AC380V（只用两相）	空调、照明及电源插座用电需另行提供
乳腺钼靶		主电源：7.5kVA、AC380V	空调、照明及电源插座用电需另行提供
TOMO		主电源：58kVA、AC380V； cos=0.85； 操作站：15kVA	空调、照明及电源插座用电需另行提供
射波刀		主电源：55kVA、AC380V； cos=0.85	空调、照明及电源插座用电需另行提供
回旋加速器		主电源：100~105KVA	空调、水冷机、空气压缩机、照明和用电插座用电需另行提供

续表 4-2-3

设备名称	主要参数	主机容量	辅助设备容量
体外冲击波碎石机		主电源：5.5kVA； 碎石主机：1kVA AC220V； X线机：3.5kVA AC220V； 治疗床：1kVA AC220V	

(二) 专项工艺负荷指标

专项工艺负荷指标必须与机房专项设计、箱式物流工艺、气动物流工艺、垃圾被服工艺、纯水专项设计等密切配合，根据工艺点位数量及单台设备容量统计总用电量。各专项工艺负荷单位面积功率密度值（不含空调容量）见表 4-2-4。

表 4-2-4 各专项工艺负荷单位面积功率密度值（不含空调容量）

功能	单位面积功率密度值（W/m²）	备注
数据机房	1333	
洗衣房	151.5	
箱式物流	1.1	分散，采用全面积指标
气动物流机房	943	
垃圾被服机房	440	
纯水	0.765	分散，采用全面积指标

三、解决方案

(一) 后期采购设备容量增加

1. 如遇后期采购设备容量增加，导致原设计的开关整定或电缆截面不匹配，有以下几种解决方案。

1) 断路器、脱扣器额定电流满足设备招标后需求，且电缆截面满足新增容量需求，可以调长延时整定电流，微调开关可以满足新增容量需求。

2) 断路器、脱扣器额定电流满足设备招标后需求，电缆截面不满足新增容量需求。在增加一根等截面的电缆比较经济的情况下，建议可利用原有断路器，调长延时整定电流。若综合评价调整断路器或增加一根等截面电缆不经济，应独立增加回路。

3) 断路器、脱扣器额定电流不满足设备招标后需求，综合评价更换断路器、新增加一根等截面电缆（满足招标后需求时）较经济，建议新增一根等截面电缆，更换断路器。综合评价更换断路器、新增加一根等截面电缆（满足招标后需求时）不经济，应独立增加回路。

4) 新增电缆时，尽量利用原有桥架敷设新增电缆，若原桥架空间不够，需新增桥

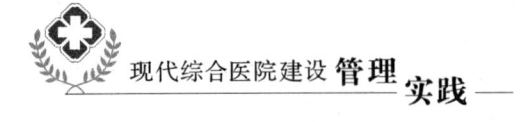

架或管路。

2. 在设计阶段，应着重注意以下几个方面。

1）需与医院方精准对接各工艺设备技术参数，并准确给电气设计师提交相关参数。

2）电气设计阶段以工艺提资为基础，广泛搜集不同厂家工艺设备电气参数，电气设计时需考虑一定的通用性。例如，对于大型医疗设备，在设计阶段可以根据医疗工艺计算变压器容量，配电设计时需比对各厂家设备参数，开关整定及电缆选择考虑参数的通用性。

3）给工艺设备供电时，断路器、脱扣器额定电流应留有余量，建议断路器长延时整定电流比脱扣器额定电流小1~2级。

4）为工艺设备提供配电服务的桥架，建议多预留空间。

5）电井留洞，预留空间，便于后期增加桥架。应综合考虑电井预留点位置，便于后期增加配电箱摆放空间。

6）考虑工艺设备招标后变化较大，且医院后期新增用电设备的情况，建议在设计阶段预留变压器装机容量，具体预留量可根据各医院使用需求而定。

7）建议在电缆订购、变配电设备及配电箱生产之前，业主先招标工艺设备，并明确电气参数。及时复核原设计电气参数是否满足招标后电气参数要求，若不满足，尽快调整电气设计，以免返工报废。

（二）新增小容量设备

1. 如遇新增标识标牌、交安、分体空调、智能化显示屏、自助机等小容量设备，有如下几种解决方案。

1）原有配电回路，断路器整定满足新增容量需求，优选从就近回路引来电源。

2）原有配电回路，断路器整定不能满足新增容量需求，若周边同种类型负荷的回路能满足新增容量需求，可从就近回路引来电源。

3）若上述两点均不满足，可利用原有配电箱或附近配电箱的备用回路（备用回路需满足相关供电要求），单独引入供电电源。

4）若上述三点均不满足，区域配电箱容量够的情况下，可以增加副箱以增加配电回路；区域配电箱容量不够时，应从变电所引入单独回路，并增设配电箱。

2. 在设计阶段，应着重注意以下几个方面。

1）考虑医院后期增加用电设备，配电箱应预留一定数量的备用回路。建议楼层照明配电箱照明灯控回路预留3个左右，不带漏电回路预留1~3个，16A漏电回路预留6个左右，20A漏电回路预留1~3个。

2）强电井、楼层线槽需预留一定的扩展空间。

3）各专项设计、水、暖、智能化等专业用电设备提资，位置及电量需准确。

四、案例总结

电气设计时，需要根据现代医院不同场所的实际需求合理取值，并根据不同医院的需求情况，与医院方沟通明确预留一定的容量。不同厂家设备参数存在一定差异，在设计阶段需考虑一定的通用性。电井需预留一定空间，以摆放新增配电箱位置；桥架需预留一定空间，便于后期新增电缆走线。在电气设计阶段，应与专项设计、水、暖、智能化等专业充分沟通，熟悉各专业需求，确保各专业提资的准确性。

案例三
重要区域不间断供水保障措施

一、案例背景

医院建筑是保证人民健康的重要社会服务设施，其供水具有科室众多、功能复杂、系统多、流程专业、用水量大、用水时段集中等特点。其中一些重要区域，如洁净手术室、消毒供应中心、检验科、重症监护室、特需病房等，对持续供水要求非常高。当市政自来水停水或者系统故障时，若不能保证一定时段内的供水，就会对医疗工作及患者生命安全产生较大影响。因此，在医院建设的设计、运营、管理环节中需采取一定措施，提高重要区域的供水保障率，满足医疗工作中的水质、水量、水压需求。

如何在此背景下，保障重要区域的供水可靠性就成了一个必须考虑的问题。设计规范中，仅《医院洁净手术部建筑技术规范》（GB 50333—2013）中规定，"供给洁净手术部用水的水质应符合现行国家标准《生活饮用水卫生标准》（GB 5749—2022）的要求，应有两路进口，由处于连续正压管道系统供给"。其余重要区域需与医院共同商定。通常重要区域还包括消毒供应中心、检验科、重症监护室、特需病房等。《综合医院建筑设计规范》（GB 51039—2014）、《传染病医院建筑设计规范》（GB 50849—2014）、《医院洁净手术部建筑技术规范》（GB 50333—2013）、《二次供水设施卫生规范》（GB 17051—1997）、《建筑给水排水设计标准》（GB 50015—2019）、《建筑给水排水与节水通用规范》（GB 55020—2021）、《室外给水设计标准》（GB 50013—2018）、《综合医院"平疫结合"可转换病区建筑技术导则》等是供水保障措施的设计依据。随着供水行业的发展进入快车道，供水方式有了很大的拓展，如常用的市政供水、恒压供水，以及新出现的叠压供水、变频泵组供水、智能供水。对各种形式的供水方式进行选择、组合，形成合理有效的系统是提高医院重要区域的供水保障率的具体解决方案。

二、建设要点

医院主要供水方式有以下几种。

（一）市政供水

当重要区域位于市政供水范围内时，需保证地块由两条不同市政道路引入至少两根引入管（若市政条件允许），并在院区内布置成环。重要区域至少有两根给水管与院区市政供水环管相连，并在供水保障区内成环布置，环网上设置分段阀门。该种做法可避免院区内管段检修时引起的断水。但该做法受限于市政供水的稳定性，当市政水压、水量波动或者市政给水管段检修时，会造成重要区域供水不稳定或完全断水。

（二）叠压供水

部分市政水压比较充足的地区，采用叠压供水，该做法可充分利用市政水压，达到减少加压泵组扬程、降低供水能耗的目的。但对于重要区域，该供水方式存在两方面安全隐患：①可能造成医院给水回流，污染市政给水；②市政水压、水量波动或者市政给水管段检修时，会造成重要区域供水不稳定或完全断水。

（三）低位生活水箱—变频泵组供水

该供水方式是目前实际工程采用较多的方式，利用低位不锈钢水箱储存一定量的生活用水［《建筑给水排水设计标准》（GB 50015—2019）中规定，"生活用水低位贮水池的有效容积应按进水量与用水量变化曲线经计算确定；当资料不足时，宜按建筑物最高日用水量的20％～25％确定"］，变频泵组从低位生活箱抽水，供应供水区域。低位生活水箱—变频泵组供水可以解决市政水压、水量波动或者市政给水管段检修造成的供水不稳定或完全断水问题。

目前，工程中大多采用的方式是重要区域和其他区域合用低位生活水箱和变频泵组，低位生活水箱按照全部供水区域的20％～25％贮存，当供水紧张或者市政管道检修断水时，优先供应重要区域，其他区域则采取智能电控断水方式或者采用管理手段停止供水。以上方式，低位生活水箱按照全部供水区域最高日用水量的20％～25％贮存，通常可满足重要区域供水的最高日用水量的100％，且与非重要区域合用变频泵组，初期投资及后期运营费用均较经济。缺点是遇事故工况时，非重要区域需断水，运营受到影响。

还有部分医院采用重要区域单独设置低位生活水箱—变频泵组的方式。低位不锈钢水箱贮存重要区域供水的最高日用水量的100％。此种方式可规避遇事故工况时对其他非重要区域造成的影响。但初期投入大，需单独设置低位生活水箱及变频给水设备，且重要区域相对于医院总用水量偏小，也相应增加了后期运营成本。

（四）高位生活水箱—定频泵组供水

在建筑屋顶设置生活水箱，由定频转输水泵从低位生活水箱（与其他区域合用低位生活水箱）转输至高位生活水箱（体积不小于重要区域50％最大时用水量），由高位生活水箱重力供水至重要区域。此方式可保障重要区域供水压力稳定，并能保障一定时间内重要区域不间断供水，且低位生活水箱可与其他区域合用。但也存在一些缺点：

1. 需单独设置定频传输水泵及高位生活水箱,初期投资增加。
2. 高位生活水箱需满足水压要求,其设置高度及位置需根据医院功能布置选定,设置的机房需占用医疗功能区。
3. 高位生活水箱的水质污染风险会增加,需增设一些具有水质保持及水质处理功能的设备。

各种供水方案不一而足,都有各自的优缺点。在实际工程中,需要结合重要区域的设置位置、各医疗单元的使用习惯、医院内部管理逻辑、前期资金投入及后期运营管理费用等,组合各种供水方案,以提高重要区域不间断供水保障率。

三、解决方案

(一) 基本方案

医院为建筑高度超过 50m 的一类高层公共建筑。地上建筑功能为门诊楼、医技楼、洁净手术部、病房等。地下室主要为车库、放疗中心、污染物处置中心、设备用房等。经与医院方充分论证,确定的不间断供水区域为洁净手术部、血透区、PICU。工程对成本控制要求较高、医疗工艺面积大、机房面积受限,对系统设计及后期运行成本要求也较高,因此在满足不间断供水及高供水保障率要求的情况下,也要兼顾投资少、机房占地少、管理方便等要求。

华西天府医院项目位于成都市天府新区,经与自来水公司协商后,允许从项目北侧兴隆 80 路和西侧天府大道接入引入管,并在院区内成环布置。根据实际情况本项目竖向分为两个区。

1. 1 区:后勤楼、行政楼、特需住院楼 B2~4F,门诊楼 B1~2F,普通住院楼 B2~4F。
2. 2 区:门诊楼 3~5F、特需住院楼 5~6F、普通住院楼 5~10F。

2 区采用变频供水设备加压供水,地下室设置低位生活水箱,水箱为两座且能独立使用,总有效容积为最高日用水量的 30%。当水箱内水位降低至设定水位(保证重要区域最高日全天水量)时,强制停住院楼高区供水泵,同时关闭普通用水管网总阀门,只对重要区域供水。

本项目要求不间断供水区域均纳入加压供水范畴,水泵供电为一级负荷。

管路设计中,手术部、PICU 单独设置两路供水管成环。血透区纯水机房原水箱分别接入两根引入管(一根市政供水管、一根加压供水管),保障血透区纯水供应不间断。

手术部热水采用容积式电热水器,与院区集中热水供应系统分开,保障其不间断供应热水。

(二) 提升措施

1. 水源:增加重要区域供水的水源数量是提升其不间断供水保障率的一项有效措施。

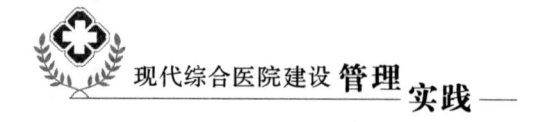

1）增加市政接入水源的数量。从不同市政道路接入市政引入管，如有条件可从隶属于不同自来水厂的市政给水管分别接入。

2）重要区域纳入二次供水范围，由院区内设置的生活水箱及加压泵组供水，保障水量、水压。

2. 供水管路：

1）重要区域供水管路应至少有两路引入管，且重要区域供水管网建议采用环状管网，两根引入管与环状管网相接处应设置分段阀门，保障重要区域内管网检修时能持续供水。

2）重要区域供水管路应与非重要区域管路分开，并设置转换阀门，在遇事故工况或紧急状况时，可关闭非重要区域用水阀门，仅保障重要区域供水。

3. 贮存及加压设施：重要区域与非重要区域共用生活水箱时，生活水箱有效贮水容积应按照院区最高日用水量的20%~25%确定，且应适量加大其贮水容积，需大于重要区域最高日用水量。

重要区域与非重要区域分设生活水箱时，重要区域生活水箱有效贮水容积需不小于重要区域最高日用水量。

生活水箱不少于两座，当单座有效容积大于 $50m^3$ 时，宜分成容积基本相等、独立运行的两格，可保证水箱清洗时供水不受影响，且有利于保持水箱内水质。

医院供水加压设备供电等级需按照一级负荷配电，保障不间断电力供应。

四、案例总结

综上所述，华西天府医院采用的保障供水措施主要是两路市政进水、适当增大水箱容积、分设管网、必要时切断非重要区域的供水，同时着重对电力保障提出高要求，以保障重要区域用水。在实际运行过程中，医院后勤管理部门还应定期对设备进行维护，及时更换易损件，实时监测设备运行状况，关注水务部门对供水情况的通知，提前制定停水时段的供水预案，全力保障重要区域供水。

案例四
医院蒸汽系统规划与实施

一、案例背景

根据医院建筑蒸汽使用区域与作用，医院蒸汽主要分为中心供应消毒蒸汽、手术室等净化区域净化加湿蒸汽以及后勤楼洗衣设备蒸汽三种类型。

（一）中心供应消毒蒸汽

通常中心供应消毒蒸汽主要在去污区、检查包装及灭菌区以及无菌物品存放区使用。例如，去污区中清洗消毒机的单台设备蒸汽消耗量一般为10~120kg/h，蒸汽压力一般为0.2~0.5MPa，无菌物品存放区中高压灭菌柜的单台设备蒸汽消耗量一般为20~40kg/h，蒸汽压力范围为0.2~0.4MPa。具体蒸汽消耗量与压力范围需与设备厂家确定。

（二）手术室等净化区域净化加湿蒸汽

手术室等净化区域相对湿度要求为30%~60%，冬季部分洁净区域内有加湿需求，通常采用干蒸汽加湿的方式对洁净空调进行加湿以保证净化区域内的湿度要求。

（三）后勤楼洗衣设备蒸汽

后勤楼洗衣设备如烘干机、洗衣机和烫平机等均有蒸汽使用需求，蒸汽压力通常为0.2~0.5MPa。具体蒸汽量与压力范围需与厂家确定。

下面以华西天府医院为例，着重介绍医院蒸汽系统设计的难点以及解决方案。

二、设计难点

（一）中心供应消毒蒸汽

中心消毒供应室的常用蒸汽使用设备为清洗消毒器和高温蒸汽灭菌器，不同类型、不同规格的设备的蒸汽消耗量与蒸汽压力不同，需与设备厂家明确各设备蒸汽消耗量与蒸汽压力，保证减压阀组和各支路蒸汽管管径的准确性。医院灭菌设备的蒸汽减压阀组见图4-4-1。

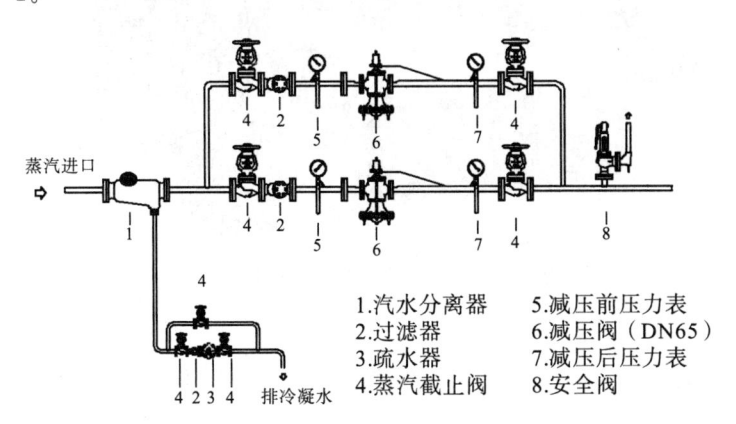

1.汽水分离器　2.过滤器　3.疏水器　4.蒸汽截止阀　5.减压前压力表　6.减压阀（DN65）　7.减压后压力表　8.安全阀

图4-4-1　医院灭菌设备的蒸汽减压阀组

(二）手术室等净化区域净化加湿蒸汽

手术室等净化区域净化加湿蒸汽将洁净蒸汽直接送至空调机组的加湿段，应根据各区域热湿负荷计算加湿量。同时，由于净化空调区所需蒸汽压力较低，需在净化空调支路设置减压阀组。

（三）后勤楼洗衣设备蒸汽

后勤楼洗衣设备较多（图4-4-2、图4-4-3），且蒸汽消耗量与蒸汽压力差异较大，需根据上述设备需求进行合理分区，同时在各区设置减压装置来维持各支路蒸汽压力的稳定。

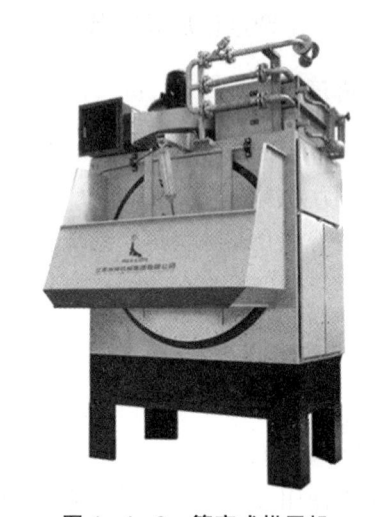

图4-4-2 管穿式烘干机

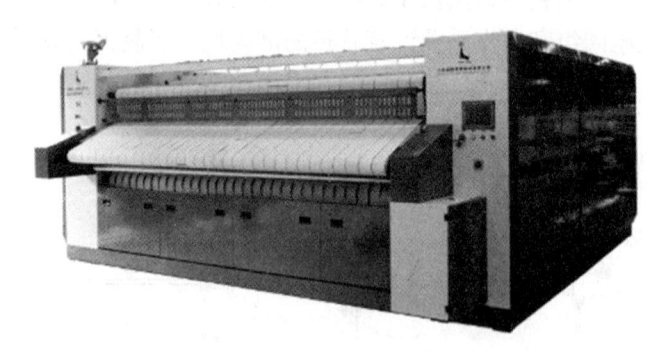

图4-4-3 高速双面烫熨平机

三、解决方案

（一）减压阀组的设置

由于厂家众多，蒸汽消耗量和蒸汽压力的要求不尽相同，部分厂家的设备自带减压阀组，此时需与厂家配合，以保证系统的稳定性，同时也要避免减压阀组的重复设置。

（二）设备其他附件的设置

由于部分蒸汽设备带有小型洁净蒸汽发生器等附件，需要单独设置机房，且部分附件对机房有一定的温度要求，因此设计初期就应与厂家沟通预留机房，确认通风、空调等条件，避免在现场安装过程中出现现场情况不满足实际要求而产生的拆改工作。

四、案例总结

综上，由于现场设备类型的多样性，医院蒸汽系统设计实施的过程中除系统管路的计算设计工作外，与现场和厂家的配合也非常关键，在设计实施过程中设计方与施工单位以及厂家都应紧密配合，设计人员只有通过细致的配合才能掌握蒸汽设备蒸汽消耗量、蒸汽压力、凝结水排放方式、减压阀的设置方式等设置细节。现场需要设计人员、施工人员与厂家的配合沟通，保证现场条件等满足设计方与厂家设备要求，从而保障整个蒸汽系统的稳定运行。

案例五
弱电间规划

一、案例背景

弱电间位置的合理性直接影响后期弱电系统的造价、弱电设备检修和设备运维的便利性及安全性。医疗建筑存在大面积的医疗工艺区域，还应综合考虑网络、机电、安保等管理科室，后端设备的大量维护工作不应频繁在医疗区域进行。5G技术使得原有通信运营商对设备间的需求增加，结合医院自身管理需求，可能存在不同科室管理不同种类弱电设备的需求。

二、建设难点

（一）位置要求

弱电间尽量位于布线中心，结合以综合布线为主的布线特性，距离最远信息点<90m，尽量上下对齐，上方及侧面不能与用水房间贴临，不能贴临有强烈振动和电磁干扰的房间，不能贴临烟道、热力管道及其他散热量大或潮湿的设施。

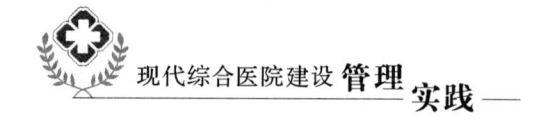

（二）管理要求

充分调研医院管理需求后，制订合理的弱电设备井规划方案，更好地服务于医院后期运营。

医院弱电间的使用部门主要有三类，在进行弱电间规划时，应充分听取这些部门的意见。

1. 网络信息科：网络信息科负责管理医院的信息网络系统，确保信息化设备能够稳定运行。在弱电间规划方面，该科室的意见是主要参考依据。

2. 医院其他科室：医院的其他科室包括安保科、后勤科、电话班和总务处。其中，安保科负责管理和使用弱电安保设备，后勤科负责管理和使用其他弱电设备，电话班负责管理电话，总务处负责管理电视。不过，根据医院具体的组织架构和工作安排，部分医院会将安保科和后勤科合并设置，也有部分医院由信息科统一管理电话和电视。在这些科室中，安保科放置在弱电间的设备数量最多，管理的内容也较为重要。因此，在弱电间规划时，安保科的意见通常作为次重要参考。除安保科外，其他科室一般不会提出单独设置弱电间的要求。

3. 通信运营商：通信运营商涵盖有线通信运营商和无线通信运营商，提供电视、电话和网络服务。作为医院外部的合作方，通信运营商可能会根据医院建设所在地的地方管理要求，提出单独设置弱电间的需求。若通信运营商在医院建设前期就介入，其提出单独设置弱电间的要求大概率会被采纳；若介入时间较晚，则可能会通过在弱电间内划分独立区域的方式，来满足其需求。

（三）土建专业要求

墙身及顶棚需做防潮处理，地面采用水泥地，如有特殊需求，可设置防静电活动地板，防静电活动地板应符合《防静电活动地板通用规范》（SJ/T 10796）的要求，且防静电地板敷设高度应按实际需求确定，宜为200~350mm；外开防火门，开门宽度不低于0.7m，如果机柜尺寸投影面长宽大于600mm×600mm，应适当增大开门宽度；门口应设置不低于150mm高的挡水门槛；弱电间预留楼板洞应上下对齐，楼板洞尺寸和数量应为发展留有余地，布线后应采用与楼板相同耐火等级的防火堵料封堵。

（四）电气、暖通专业要求

医院弱电间有网络设备，温度为18~28℃，相对湿度为40%~70%，地面照度≥200lx，并设置应急照明。

三、解决方案

弱电间根据其放置设备类型，结合医院具体情况，覆盖半径以50m最佳，同时兼顾实用和造价最优原则，覆盖半径最大不宜超过60m。根据实际情况，设备间面积以4~10m²为佳。根据管理和使用需求，以下多种方案可用于完成最终弱电设备楼层管井和设备间的规划。

方案1：将通信运营商的弱电间与医院方管理的弱电间完全独立，适用于仅需要分院内外管理的医院。特点：管理界面清晰，通信运营商作为外部单位，其管理范围和医院方完全分开。

方案2：将信息科设备间与安保科和后勤科等管理的弱电间完全分开，其中通信运营商的管井与后者合并设置，适用于有精细化管理需求、通信运营商由后勤科或者安保科代管的医院。特点：信息设备对环境要求较高，需要独立放置，避免科室间管理界面产生的问题。通信运营商和代管部门使用同一个弱电间，便于管理。

方案3：将信息科设备间与安保科和后勤科等管理的弱电间完全分开，其中通信运营商的设备间与前者合并设置，适用于有精细化管理需求、通信运营商由信息科代管的医院。特点：信息设备对环境要求较高，需要独立放置，避免科室间管理界面产生的问题。通信运营商和代管部门使用同一个弱电间，便于管理。

方案4：将信息科设备间与安保科和后勤科等管理的弱电间按楼层错层放置，适用于有精细化管理需求，但医院规划的弱电间面积有限的新建医院。特点：在弱电间不能更多占用医疗和其他公共空间时，避免科室间管理界面产生的问题。

方案5：将通信运营商的设备间、信息科设备间与安保科和后勤科等管理的弱电间完全独立设置，适用于有精细化管理需求、医疗面积规划较为富余的新建医院。特点：所有弱电间独立设置，完全避免后期界面问题。但是因为需要设置多个弱电间，需要占用更多空间面积。

在实际选择时，需根据医院需求敲定方案，华西天府医院项目综合考核后选择方案2。

根据楼层弱电间的不同方案，还有规划UPS供电的不同方案。通常通信运营商电源由电气专业集中在通信机房供电，再由其考虑设置UPS或采用市电后端集中供电。大致按保障设备类型、UPS集中或独立设置等区分选择。小型医院可采用每个弱电间独立UPS主机带电池的形式进行末端保障，再通过设置动环监控（UPS和电池检测），实现统一管理。对于中型医院，推荐采用集中设置UPS的形式。如果有科室管理划分，UPS设置同弱电间规划，小型医院也可采用此种形式。大型医院平均7000~8000m² 配置1个弱电间，弱电间通常超过100个，位置相对分散，建议根据供电半径，距离配电房和柴油发电机不宜超过150m。UPS机房距离最远负荷不宜超过150m。可按需设置多组UPS，按管理部门或者区域进行UPS电源保障。根据不同管理科室，也可以将保障安防末端的UPS和保障网络末端的UPS完全分开设置。

四、案例总结

在实际选择时，需根据医院需求敲定方案。与之相结合的UPS供电方案也由医院根据自身管理习惯选定。华西天府医院项目采用方案2：信息科设备间，在项目中为TC间，在医疗功能区域的弱电井面积均>6m²，且住院楼的弱电井由于设备数量更大，弱电井面积均>8m²；另一组弱电间，面积为4~5m²。本医院项目弱电井的数量众多，

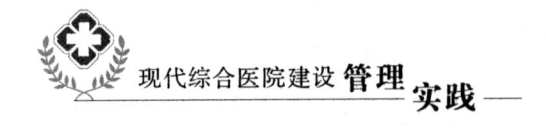

UPS机房距离最远负荷不宜超过150m,设置2组UPS,按区域进行UPS电源保障。

案例六
信息机房的选址规划和用电规划

一、案例背景

随着近年来互联网、物联网、云计算、大数据等信息技术在我国的发展及普及,医院信息化开创了新局面,"智慧医疗"逐渐成为医院信息化建设的趋势,智能技术广泛应用于医院各个科室和部门。

我国智慧医疗的建设模式大致分成三类:一是基于单体医院的智慧医院;二是以智慧医院和医联体为基础,建立智慧医院集团;三是覆盖一定区域的智慧医疗服务体系。华西天府医院项目主要针对基于单体医院的智慧医院建设目标展开设计,但是在规划信息机房时也考虑到了智慧医院集团和智慧医疗服务体系的拓展需求。

早在2014年,国家卫生健康委员会医疗管理服务中心专门成立智慧医疗项目组,制定了智慧医疗评价指标体系总体框架,并提出智慧医院评价指标体系构建方法。该指标体系主要用来评价智慧医院的医疗服务建设水平。在华西天府医院项目前期,智慧医院就是项目的一大建设亮点。而智慧医院的所有网络和信息化建设的基础承载,即信息机房。

信息机房是现代医院的"心脏",信息机房的位置选择、建设规模、分区规划、建设标准均需要结合信息化规划和网络建设要求来确定。针对医院建筑的特点,需要平衡信息化建设的功能需求和建筑内部的医疗流程规划要求,尽量选择合适的区位建设。

此外,考虑到三级医院电力规划紧张的实际问题,规模越大的信息机房,越应在早期充分进行用电规划。

二、建设难点

(一)机房定级

根据《数据中心设计规范》(GB 50174—2017),数据中心可以根据使用性质、管理要求以及在经济和社会中的重要性,分为A、B、C三级。

A级为容错类型。在系统运行过程中,由于操作错误、设备故障、外部电源中断、维护等,电子信息系统中断运行。A级是最高级别,主要是指涉及国民经济和民生的机房设计。其电子信息系统中断运行将导致严重的经济损害或公共场所秩序严重混乱。

如国家气象台、国家信息中心、计算中心、重要军事指挥部、机场、广播电台、电视台、应急指挥中心、银行总部等的数据中心属于 A 级。

B 级为冗余类型。在系统运行过程中，其场地设备处于冗余能力范围内，电子信息系统运行不应因设备故障而中断。电子信息系统中断运行会造成一定的社会秩序混乱和一定的经济损失。科研院所、高等院校、三级医院、大中型城市气象台及信息中心、疾病预防控制中心、电力调度中心、交通（铁路、公路、水运）指挥调度中心、国际会议中心、国际体育场馆、省部级以上政府办公楼等的数据中心属于 B 级。

C 级为基本类型。电子信息系统应确保在场地设备正常运行时不会中断运行。电子信息系统机房在 A 级或 B 级以外的数据中心属于 C 级。

（二）机房选址

机房在选址时需注意以下几点：
1. 电力供给应充足可靠，通信应快速畅通，交通应便捷。
2. 采用水蒸发冷却方式制冷的数据中心，水源应充足。
3. 自然环境应清洁，环境温度应有利于节约能源。
4. 应远离产生粉尘、油烟、有害气体以及生产或贮存具有腐蚀性、易燃、易爆物品的场所。
5. 应远离水灾、地震等自然灾害隐患区域。
6. 应远离强振源和强噪声源。
7. 应避开强电磁场干扰。

在确定机房的位置时，应对安全、设备运输、管线敷设、雷电感应、结构荷载、水患及空调系统室外设备的安装位置等进行综合分析和经济比较。

（三）机房分区

机房分区根据系统运行特点及设备具体要求确定，包括主机房、辅助区、支持区、行政管理区等功能区。在结合规范要求进行专业配合的基础上，还应注意以下几点：
1. 信息机房和智能化控制机房不可设置在地下一层以下楼层。地下室只有一层的项目，不应设置在地下一层。
2. 各类机房上方和周围不能有大量用水房间，实在无法避开时可用双墙隔开。
3. 信息机房尽量不设置在楼顶，如需设置，需做好防水、防雷等处理。

三、解决方案

信息机房作为电力保障的关键区域之一，对机柜功率密度需求存在巨大差异。

国家卫生健康委员会给出的机柜平均功率密度参考要求是 12kW/RACK，是否包含空调等未明确。但是结合回访已有项目情况，和同行交流，各类医院实际合理的机柜平均功率密度是 5~8kW/RACK。

由于信息化和智能化建设通常会有不同步性，这导致数据机房用电量变化。信息专

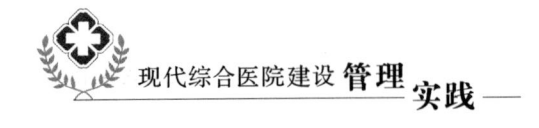

项确认后，可根据具体各个机柜内放置的设备计算出每个机柜实际的用电量。

但是由于机房供电由电气专业设计提供，机柜用电量在前期不确定，特别是后期增大，最终会更多影响到电气专业。也不能按 12kW/RACK 的机柜平均功率密度配合，这是由于用电量增大，最终的压力会由电气专业分担。项目前期需确定机房等级、机房规模、机柜平均功率密度三个项目建设需求，三个项目建设需求均影响机房用电量，从而影响电力系统配置，进而影响申报电量。如果前期三个项目建设需求不准确，造成用电量计算虚高，会导致实际运行时变压器负载率降低，即变压器选型偏大，导致实际投资浪费，经济性降低。

四、案例总结

信息机房选址最理想的楼层是地上各层，最好设置在门诊医技楼、行政楼或者专用信息楼。注意避开上方大量用水科室的楼层，避开配电房等具有电磁干扰的房间。

最优解决方案和前期配合应注意：各类医院合理的机柜平均功率密度是 5~8kW/RACK，按医院方要求确认，并在此基础上，按 1.2~1.5 倍进行电量配合。例如，华西天府医院前期按机柜平均功率密度 6kW/RACK 设计，后期实际按部分 5kW/RACK 和部分 9kW/RACK 进行最终深化，控制在合理误差范围内。

案例七
医院智慧管理运营后勤平台

一、案例背景

医院建筑设备数量庞大、专业性强、能源消耗量大，对医院后勤机电设备与能源管理提出了较高的需求。2018 年 12 月国家卫生健康委员会体改司印发了《关于开展建立健全现代医院管理制度试点的通知》，指出要健全后勤管理制度，探索医院"后勤一站式"服务模式。后勤服务作为医院管理的重要组成部分，是临床、教学和科研等工作的基础保障，具有不间断性、技术性、服务性等特点。为了实现医院后勤精细化管理和智能管控，以及后勤管理的安全、优质、低耗、高效，亟须建设医院智慧管理运营后勤平台，将院内现有各机电系统进行升级改造及技术融合，从而实现"降低人工成本""保证运行品质""降低运行能耗"的目标。华西天府医院采取 EPC 模式，以下为院内已有各系统情况简介。

(一) 能耗系统

采集末端水、电、空调表计数据，利用能耗系统软件对水、电、空调的消耗量进行统计、分析、比较和预测，同时也为管理人员提供负荷分析，方便合理调度。能耗系统详情见表4-7-1。

表4-7-1 能耗系统详情

序号	设备名称	数量	设备安装位置	设备功能
1	系统软件及工作	1	安防中心	呈现数据
2	服务器	1	安防中心	储存和处理数据
3	数据采集器及数据网关	26	门诊弱电井	采集、解析、传输数据
4	电表	393	门诊末端	采集电量数据
5	水表	129	门诊末端	采集水量数据
6	数据采集器及数据网关	14	住院楼弱电井	采集、解析、传输数据
7	电表	187	住院楼末端	采集电量数据
8	水表	97	住院楼末端	采集水量数据
9	数据采集器及数据网关	7	特需楼弱电井	采集、解析、传输数据
10	电表	78	特需楼末端	采集电量数据
11	水表	23	特需楼末端	采集水量数据

(二) 变配电系统

对供配电及应急电源系统的电量参数进行监视以及对断路器的分合状态、故障信息进行监视、储存，保障配电系统的安全运行，实现用电节约及统一管理。变配电系统详情见表4-7-2。

表4-7-2 变配电系统详情

序号	设备名称	数量	设备安装位置	设备功能
1	KYN28-12高压柜	36	1、2号高压配电房	全院高压配电
2	干式变压器	20	全院1-8号低压配电房	高压变低压
3	HXGN-12环网柜	20	全院1-8号低压配电房	全院高压配电
4	DKG低压柜	212	全院1-8号低压配电房、柴发开关柜	全院低压配电
5	无功补偿柜	46	全院1-8号低压配电房	提高功率因素、减少损耗
6	有源滤波柜	20	全院1-8号低压配电房	过滤高次谐波
7	电缆	若干	全院	传输电能

(三）楼宇自控系统（BAS）

通过对冷热源系统、新风/空调系统、通风系统（包含送排风机、两用风机等）、排水系统等集中监控，实现各楼层公共区域温度控制、各种机电设备的节能控制和统一管理。BAS详情见表4-7-3。

表4-7-3 BAS详情

序号	名称	数量	类型	安装位置
1	空调器	53	空调机组	门诊大楼
2	新风机	77	新风机组	门诊大楼
3	空调器	5	空调机组	特需大楼标准楼层
4	新风机	9	新风机组	特需大楼标准楼层
5	空调器	2	空调机组	普通住院标准楼层
6	新风机	38	新风机组	普通住院标准楼层
7	空调器	9	空调机组	住院非标层
8	新风机	20	新风机组	住院非标层
9	送排风机	449	通风设备	全院
10	系统	112	集水坑	东西区地下室

（四）群控系统

对空调主系统各项设备进行远程控制，与BAS系统联动，依据末端空调的需求来实现按需制冷、制热，通过分组管理、定时开关机，实现高效节能。群控系统详情见表4-7-4。

表4-7-4 群控系统详情

序号	设备名称	数量	作用区域
1	制冷主机	4	门诊大楼
2	常压热水锅炉	3	门诊大楼
3	冷冻泵	5	门诊大楼
4	冷却泵	5	门诊大楼
5	空调热水泵	3	门诊大楼
6	冷却塔	4	门诊大楼

续表4－7－4

序号	设备名称	数量	作用区域
7	制冷主机	2	门诊手术室
8	常压热水锅炉	2	
9	冷冻泵	3	
10	冷却泵	3	
11	空调热水泵	3	
12	冷却塔	2	
13	制冷主机	3	普通住院楼
14	常压热水锅炉	2	
15	冷冻泵	3	
16	冷却泵	3	
17	空调热水泵	2	
18	冷却塔	3	
19	制冷主机	2	特需楼中央
20	二次循环泵	3	
21	一次循环泵	3	
22	板式换热器	2	
23	取水泵	3	
24	一体化泵	3	
25	热水锅炉	3	全院
26	热媒水循环泵	3	
27	容积式换热罐	14	
28	热水循环泵	10	

（五）智慧照明系统

通过总线连接各支路的照明控制元件、各功能区的智能控制面板，起到智能控制照明灯具的作用。主要控制区域包括公共区域照明、候诊区、公共走道等。智慧照明系统详情见表4－7－5。

表4－7－5 智慧照明系统详情

序号	设备名称	数量	安装位置	设备功能
1	工控机及系统软件	1	消防控制室	数据的处理及呈现
2	系统电源	20	全院弱电井	提供供电
3	总线耦合器	20	全院弱电井	使多个信号相匹配

续表4-7-5

序号	设备名称	数量	安装位置	设备功能
4	IP路由器	20	全院弱电井	接收数据、选择路径、传输
5	智能照明面板	126	全院各楼层	末端控制按钮
6	4路开关控制模块	42	全院弱电井	4个回路的控制照明回路开关
7	8路开关控制模块	99	全院弱电井	8个回路的控制照明回路开关
8	12路开关控制模块	1	全院弱电井	12个回路的控制照明回路开关

（六）医用气体系统

系统对中心供氧、正压源、负压源、牙科供气源及各病区末端的压力及氧气流量进行实时集中监控。医用气体监测系统能有效提高供气安全性和可靠性，同时能生成各类报表、历史曲线等。医用气体系统详情见表4-7-6。

表4-7-6 医用气体系统详情

序号	设备名称	数量	安装位置	设备功能
1	液氧贮槽	4	门诊负一楼	储液氧
2	空温式汽化器	4	门诊负一楼	气化液氧
3	医用真空负压机组	4	门诊负三楼	提供负压
4	消毒灭菌装置	2	门诊负三楼	消毒灭菌
5	无油旋齿式空压机	5	门诊负三楼	提供正压
6	微热再生吸附式干燥机	5	门诊负三楼	吸附干燥空气
7	空气储罐	5	门诊负三楼	空气降温
8	牙科一体式负压机组	5	门诊负三楼	储存空气
9	牙科一体式负压机组	1	门诊负三楼	提供口腔科负压
10	牙科电动无油空气压缩机组	1	门诊负三楼	提供口腔科正压

（七）污水处理系统

通过对医院的污水进行一级、二级以及简易的生化处理，使之达到排放标准，并对水质进行实时监测，对污水处理及排放进行全过程监测。污水处理系统详情见表4-7-7。

表 4-7-7　污水处理系统详情

序号	设备名称	数量	安装位置	设备功能
1	化学需氧量水质在线检测仪	1	在线监控室	检测水质
2	水质自动采样器	1	在线监控室	检测水质
3	在线式余氯分析仪	1	在线监控室	检测水质
4	数据采集传输仪	1	在线监控室	传输数据
5	废气处理装置	1	压滤间	处理废气
6	板框压滤机	1	压滤间	压干污泥
7	加药装置	4	加药间	加药
8	罗茨风机	2	风机房	排风通气
9	回转式机械格栅除污机	2	格栅机房	拦污

（八）二次供水系统

对二次供水系统的运行状态、运行参数等数据进行监测，保障院内供水安全。二次供水系统详情见表 4-7-8。

表 4-7-8　二次供水系统详情

序号	设备名称	数量	安装位置
1	高压水泵	4	住院楼负一楼水泵房
2	低压水泵	4	住院楼负一楼水泵房
3	水泵配电箱	2	住院楼负一楼水泵房
4	水箱	2	住院楼负一楼水泵房

二、建设难点

（一）院内各系统现状及问题

1. 能耗系统现状：不满足国家卫生健康委员会《医院建筑能耗监管系统建设技术导则》的要求，不能实现全院能耗分类、分项计量及分科室、分病区计量。

1）电系统：配电房内各抽屉开关电量数据未录入能耗系统。

2）水系统：水表物理地址未在系统上明确，水表采集故障繁多，未彻底解决问题。

3）冷热源：能耗系统图纸显示能耗系统能采集空调冷热量表，暖通图纸未见该设备，故现场无法实现。

4）能耗系统无故障提示功能（发生仪表故障、网络中断、数据异常时无故障提醒）。

5）无法实现同年、同期、同区域能耗对比。

影响：全院人工抄表，系统数据不能为决策提供依据，影响公立医院绩效考核指标。

2. 群控系统现状：远程操作空调系统的运行稳定性较差，仅能实现监控，不能远程控制启停，特别是冷却塔风机的控制远程一直处于故障状态；系统无法实现智能控制；缺乏能耗统计及分析。

影响：自动化程度低，需大量人力操作，能耗较大。

3. BAS现状：温度调节精准度较差、系统运行稳定性差，送排风系统和集水坑存在问题较多。

影响：全院空调舒适度差，空调能耗较大。

4. 变配电系统现状：实时数据监控部分信号不准确，无法形成报表，系统测量点位故障率高，系统版本较落后（2004年版本）。

影响：自动化程度低，需配电运行人员每2小时抄表、巡视1次。

5. 智能照明系统现状：无法实时监控灯光状态，全院公共区域照明控制仅能实现全开全关或半开半关；控制界面落后、粗糙、复杂。

影响：目前对公共区域进行开关灯需到配电箱分合开关，不能及时响应科室需求，浪费人力；院内部分区域管控不到位，灯长亮，能耗较大。

6. 医用气体系统：罐体及部分管道压力表计无数据远传功能。

影响：需医气人员独立驻守值班室，浪费人力。

7. 污水处理系统：相关数据上传至生态环境主管部门平台，但未和污水处理的工艺流程做数据对接，无法进行加药联动控制等。

影响：需人员现场值守，手动开启排污泵、罗兹风机，以及进行人工加药等操作，无法实现自动化控制，浪费人力。

8. 一站式服务中心：医院建设时未设置一站式服务中心，科室维修、设备巡检等事项需通过微信群、电话方式联系物业调度中心，物业调度中心再通过对讲机、电话呼叫物业维修人员上门维修。物业调度中心需安排4人24小时值守。

影响：①机房设备故障只有依靠运行人员巡视发现，再通过电话通知维修、维保单位处理，形成被动维修模式；②当发生紧急情况时，若医护人员对维修项目描述不清，会延误维修。同时物业派单无法实时跟踪维修项目或兼顾多项维修进度，导致派单效率低的情况。

（二）设备运行给医院精细化管理带来的问题

1. 医院内部后勤设备系统存在孤岛现象：当前医院的后勤设备系统是多平台的，运行数据分散在不同的监控系统中，如变配电系统、照明系统、空调系统等，部分设备甚至无"监视"功能，无法进行统一管理和综合分析。另外，随着医院后勤工作社会化，医院后勤部分设备的运维服务工作由第三方的设备维保公司负责，这些公司的专业分工带来"烟囱式"的系统林立，缺乏统一的医院后勤管理服务系统。

2. 标准化程度不足，对人力依赖度太高：当前医护人员报修主要依靠电话与物业服务中心联系，当项目描述不清时，维修人员获取的信息不准确，会延误维修，同时，调度中心人员无法实时跟踪维修项目或兼顾多个项目的维修进度，出现派单效率低的情况。在设备巡检过程中，巡检记录为手写，不规范，不能做到定时定期检查，工作结果不能及时反馈到后勤中心。后勤业务信息量大，纸质文档多，收集、查阅复杂，更多地依赖人力实现，给后勤工作带来了极大的不便。

3. 运维数据缺乏沉淀，运维经验无从继承：医院后勤设备的运行数据存储在各自的监控系统中，部分设备的运行数据则没有进行记录和存储，设备的维保记录没有进行系统性的整理和存档，对这些设备的运行和管理数据没有进行挖掘分析，对设备整体使用的经济性、可靠性缺乏科学评价。

要提高管理效能，必须以信息化工具为载体。当前，医院后勤设备多、分布分散，尤其是冷机、空调等设备，日常运转时间长、负荷重，容易出现问题。如何加强对这些设备的管理、把事后消除风险转变为事前预警，是医院亟待解决的问题。

三、解决方案

（一）总体方案

建设智慧管理运营后勤平台，将保障智能建筑正常运营的系统集成，在一个房间、一个平台上集中进行监视、控制和管理。可在平台上直观地查看各系统设备状态、报表分析、实时数据、历史数据、故障情况等。管理平台使用标准接口、通信协议开放，方便后期接入医院其他系统数据。利用互联网技术，使得管理移动化、规范化、科学化，具体目标体现为以下 9 个方面。

1. 以集中式平台构建一体化后勤服务体系：通过医院后勤数字化管理平台，将后勤保障被动式服务转变为主动式服务，构建规范化、科学化、专业化、标准化的统一后勤服务体系，提高后勤组织之间的协调和协作能力，提升后勤服务运营的效率。

2. 保障设备安全运营，提升工作效率：平台通过完善报警知识库形成对设备系统的智能化分级预警/报警体系，对监控设备的隐患和故障或者能耗的异常情况进行实时报警，并且结合移动互联网，通过手机 App 或短信的方式第一时间推送给相关责任人，减少运维人员设备排查、故障处理时间。将原来的模糊式管理转变为精确化管理，为下一步工作提供科学的指标和处理依据。

3. 各类机电子系统集中监控，实现闭环管理：建立统一的监控体系，将医院分散的子系统统一纳入该体系，实时采集重要运行参数和报警信息，通过统一的策略系统判断设备运行状态。同时，平台将报警处理与专业服务管理流程关联，形成多场景联动应用，使管理过程形成闭环。异常情况的任何报警和处理都有完善的监管流程，全程记录可追溯。重要故障的处理过程和结果上报管理层，形成上下联通的安全管理体系。

4. 医院整体和关键区域/关键设备的能耗监管：建立能耗监管系统，将医院的水、电、气和关键区域、关键设备的能耗数据采集到平台中，通过统计分析，一方面发现能源的不合理消耗和不规范的用能习惯，从而实现管理节能；另一方面判断设备能效水平

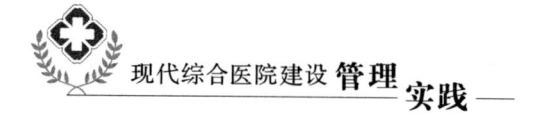

以及验证技术节能的效果。

5. 以信息化手段规范医院后勤服务流程：通过对医院后勤日常的维修、巡检业务和设备台账等进行规范和细化，由系统固化为标准流程，以提高管理与服务的效率。

6. 对设备生命周期内的专业服务提供建议：机电设备在其生命周期内需要进行各类保养、维护、维修等，系统能够根据设备的实际运行状况来判断并提醒所需服务，而不是被动等待故障或按固定周期进行保养。

7. 分析统计为医院领导的决策提供数据支持：通过系统运营的历史记录自动统计各类报表，包括物业班组工作量统计、员工维修工作量统计、维修调度派工量统计、材料分类消耗统计、维修材料消耗明细统计、设备巡检统计、员工巡检工作量统计、巡检异常统计等，全面及时地为医院领导提供决策支持。

8. 以满意度调查督促提高后勤服务质量：医护人员可通过系统进行满意度评价，包括响应是否及时、工作效率是否高、对服务态度是否满意、完成质量是否合格等。用户的满意度评价对后勤班组人员有督促反馈作用，可以提升后勤服务质量。

9. 优化人力配置，减少人力成本支出：为保障全院设备正常运行，在无法实现智慧监控的情况下，医院需配置配电、暖通、医气、污水等各专业运行班组几十人。建设智慧管理运营后勤平台后，采用"集中控制、少人监管"的管理方式。运行人员在后勤中心值班，各机房实行少人、少频次巡检。运行人员负责中心值守、各机房每班2次台账记录、设备巡视、抄表、倒闸操作和应急处置等工作，可减少人力支出。

（二）实施步骤

数字化转型是一个漫长而繁重的过程，拟定"整体规划，分步实施"的建设思路，充分利用医院现有资源和自身条件，以最短时间建立较完善的智慧管理运营体系。

1. 第一期建设：

1）建设统一的医院智慧管理运营后勤平台（内含9个模块：变配电系统、智慧照明系统、污水处理系统、二次供水、医用气体、BAS、群控系统、能耗系统、一站式服务中心），接入现有智能化系统，打破信息孤岛，实现数据互联互通。

2）建设一站式服务中心，包括后勤智慧中心设计、装修、监控大屏、工作电脑等，将医院内各后勤部门所提供的服务集中到一个统一的对外联系"窗口"，满足医院服务管理、调度、监控的需求。

3）建立医院基础及业务数据标准，按标准落实数据的建设、监控与诊断。

2. 第二期建设：平台建设完成后，经过半年的数据积累，结合医院管理运营需求完善各子系统，优化升级，确保新增监控点位和节能改造的科学性。

3. 第三期建设：平台由试运行进入常态化运营，项目组需持续对系统进行调试、维修、维护，共同探索有针对性的节能改造方案，推进医院节能降耗工作及平台的迭代更新。

四、案例总结

建设智慧管理运营后勤平台对于提升后勤管理水平、完善管理流程有较好的促进作用。智慧管理运营后勤平台建立后可形成后勤系统的数据库，用于各子系统之间的业务协同，使数据在各子系统之间快速流转。同时为报表系统、智能分析提供数据支撑，为管理层决策提供全方位的数据辅助。平台开放接口及接入标准，使后勤已建或待建的子系统均能无缝接入同一系统，实现整个医院后勤设备的一体化智能调度。

构建智慧后勤综合信息平台，推动设备闭环管理，能降低物业人力成本，实现后勤管理的优质、高效、安全、低耗等目标。

案例八
医院同层排水与异层排水

一、案例背景

门诊医技楼三楼规划为实验医学科，其下层为内镜中心。实验医学科安装的医疗设备多，各设备需要提供和预留的水电接口条件和定位各异，并且设备采购工作在设计工作之后进行，上下层临床医技科室设备安装及运行期间各自封闭管理。综合考虑以上因素，在三楼实验医学科区域设置了同层排水管道系统。但后期使用中，内镜中心顶板出现多处漏水，经排查漏水为三楼实验医学科回填层管道漏水导致，但回填层埋设了大量、多种设备的给水及排水管道，且实验医学科运行管理时间连续，导致漏水点位排查困难。

二、建设难点

同层排水是指同一楼层的排水管不穿越至下层楼板，而是通过本层降板区域空间排布连接至主排水管的排水方式。如果发生需要清理疏通的情况，在本层内就能够解决问题。同层排水相对于异层排水，避免了排水管侵占下层空间而造成一系列可能的渗漏和污染隐患。异层排水是指室内排水管通过下层的吊顶空间，接入主排水立管的排水方式。

（一）同层排水的优势

1. 相关规范要求病房、洁净房间等的上层排水管不应暴露在此类用房内，故此类

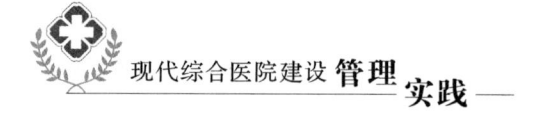

用房的上层多采用同层排水。

2. 降低噪声，同层排水横管埋在填充层里面，可起到较好的隔音效果。

3. 楼板开孔次数大幅减少，降低渗漏到楼下的概率。

4. 可以配合后期设备安装的时序和点位，准确深化后再实施，且对下层房间无影响。

5. 管道维修一般不需要进入下一楼层，不影响下一楼层医疗业务的开展。

（二）同层排水的弊端

1. 为满足排水纵坡要求，降板深度会随着排水管道长度的增加而被不断要求增加，降板部分设计荷载不断增大，增加结构板厚，混凝土需使用抗渗混凝土，增加工程成本。

2. 防水工艺要求做两道防水，一旦出现渗漏，短时间难以发现，往往在渗漏较严重时才会被发现，需大面积开挖排查漏水点位。

（三）异层排水的优势

1. 排水横管设置在下一楼层的吊顶内，方便检查维修。

2. 上一楼层无需设置降板，减少了楼板荷载，简化了施工工艺，减少了防水步骤，节约了工程成本。

（四）异层排水的弊端

1. 排水水平横管需穿过下一楼层的隔墙，增加施工工程量。

2. 维修上一楼层排水管道需进入下一楼层对应区域，影响下一楼层医疗业务的开展。

3. 管道发生漏水、破裂，对下一楼层设备造成影响。如果漏水区域下方有贵重设备，可能造成重大安全事故。

三、解决方案

本案例中，设计与设备采购分属建设的不同阶段，前期设计施工图时，设备采购工作还没有开始，设备招标工作还未完成，因此没有具体设备参数，设备安装位置及排水点位未确定。根据以往项目设计经验，鉴于后期安装设备多且复杂，安装过程中涉及排水点位变动大，实验医学科的排水管网采用了同层排水管道系统。采用结构降板的形式，为后期设备安装排水管道预留了空间。

医院排水系统需要考虑的因素众多，无特殊排水需求的区域一般按异层排水方式设置，确需设置同层排水管道系统时，应将结构降板、防水、管道铺设、材料回填等施工工序作为关键节点，进行精细化施工，确保各施工工序质量，特别是回填层需有足够时间干透，避免后期出现面层鼓包等现象。近期已有检测漏点的专业化仪器，也可协助解决维修困难的问题。

四、案例总结

针对部分医疗设备后期安装位置变动大、前期预留排水点位难以确定的区域，可考虑采用同层排水的方式。随着施工工艺技术的不断完善，同层排水管道系统的施工质量不断提高，精细化设计和精细化施工不断加强。同层排水管道系统以噪声小、楼板开孔少、后期排水点位布局灵活等优点成为优选排水系统。

案例九
医院典型空气末端设计与实施分析

一、案例背景

医院常用的空调末端形式主要包含风机盘管＋新风机组、组合式空调机组以及多联机空调室内机＋新风机组。

1. 不同系统的特点如下。

1) 风机盘管＋新风机组：该系统末端主要由风机盘管、新风机组、水管及设备附件等组成。其工作原理为风机盘管通过循环室内空气，使空气通过盘管被冷却或加热，以保持房间的温湿度，盘管则通过冷热源循环冷水或热水；与此同时，由新风机组集中处理后的新风，通过新风管道分别送入各空调房间，以满足房间的新风量需求，风机盘管＋新风机组运行示意图见图4-9-1。该系统的主要优点是机组体形较小，布置和安装方便，可个性化设置盘管的开关和风量等，适用于病房、诊室、办公室等要求独立控制空调的房间区域。

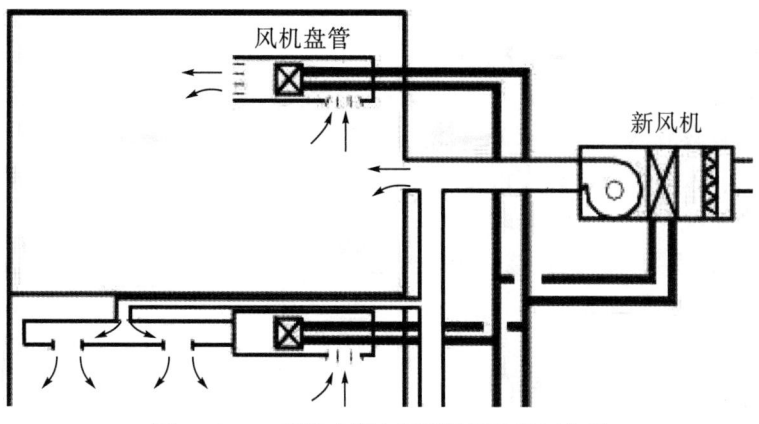

图4-9-1 风机盘管＋新风机组运行示意图

2) 组合式空调机组：组合式空调机组是根据功能要求，由混合、过滤、净化、冷却、加热、加湿、除湿、风机等段位组成的箱体组合式机组。通过冷热源提供循环冷水和热水与空气换热供冷制热。空气通过各个段位的处理达到指定的送风状态，通过风机段和送风管路将处理好的空气送入室内。该系统的主要优点是具有较强的过滤、除湿、加湿等空气处理能力。该机组设置在空调机房内，由专业的物业公司来控制其运行状态，适用于大厅、候诊区（人员密度、湿负荷较大，或净高较高，需要较大输配空气能力）、手术室（对洁净度要求较高）。

3) 多联机空调室内机+新风机组：该系统的运行模式及特点与风机盘管+新风机组较为接近，不同的是该系统冷热源为多联室外机，通过冷媒进行换热。多联机系统划分较为灵活和分散，因此该系统适用于空调运行时间与负荷特性与医院大系统不同的场所，如CT室、医院安防监控室等区域。

2. 医院通风系统的主要作用及形式。

1) 稀释污染空气：部分科室区域会产生一定的污染，需要送入一定的新风，并设置全面排风系统才能有效起到稀释污染空气的作用。

2) 排除污染混合空气：部分科室的诊疗设备、检验检定等工艺操作会产生定点散发的污染源并具有一定的危害性，需设置就地局部排风系统第一时间排除污染空气。

3) 控制区域空气流向：部分科室区域，如发热门诊的部分区域，需确保空气由清洁区向半污染区、污染区单向流动，防止区域间空气的交叉污染。

华西天府医院项目具有建设周期短、科室功能及医疗工艺复杂等特点，具有一定的典型性。下面以项目空气末端设计与实施分析为例，介绍空气末端设计与实施的难点和要点，并提出相应的解决方案。

二、建设要点

（一）常规科室

1. 常规科室的布局及使用特点：常规科室主要由等候区、检查区和治疗区三个区域组成。

2. 各区域常用末端空调、通风系统。

1) 候诊区：大型医院的候诊区通常面积较大，华西天府医院的候诊区面积为 $100\sim450m^2$。候诊区人员密度较大，热湿负荷较大，且人员长期停留，对空气质量的要求较高，同时人员年龄、身体状况等情况复杂，不宜进行个性化调节，因此该区域通常采用全空气系统。

2) 走道、诊室及办公区：该区域单个房间的面积较小，人员密度较稳定，无较大发热设备，且存在个别诊室或办公区无人、房间关闭的情况，需要每个房间单独开关和调节。上述区域通常采用风机盘管+新风机组。

3) 内区房间：内区房间无外窗，需设置排风系统，保障房间通风。

3. 末端设计实施要点与难点：部分科室候诊区与患者走道（二次候诊区）在门诊量

的高峰时段会出现候诊人数较多的情况，在末端选型的过程中要考虑到上述情况，对末端设备的选取进行合理的放大，保证门诊高峰时段的环境舒适度与候诊区的卫生要求。

由于走道、候诊区等区域的机电设备较复杂，设计过程中应注意各专业的配合，避免出现部分区域各专业机电设备管线重叠布置严重、无法检修、影响净高，甚至净高不满足要求的问题。同时在实施过程中还应加强与施工现场的沟通，在出现上述问题时尽早解决，避免出现不必要的拆改返工工作。

4. 解决重难点问题的注意事项：候诊区等人员密集区需准确计算人员密度，通常的计算方法为计算人数＝科室日门诊最高峰×30％×60％＝18％×科室日门诊最高峰。若所设计的医院有其他院区或往年门诊量统计数据，可根据统计值计算人员密度，保证计算的准确性。

在项目设计与实施的过程中要做好管线综合工作，利用 BIM 技术，在项目实施前期就全面地掌握管线的情况，确保施工前期就能解决大部分管线综合问题，避免造成不必要的拆改，保证项目进度。

（二）门诊大厅

1. 门诊大厅的布局及使用特点：门诊大厅为大空间、多层通高区域，包括自助挂号区、轮椅租借区、咨询台等。门诊大厅布局示例见图 4-9-2。

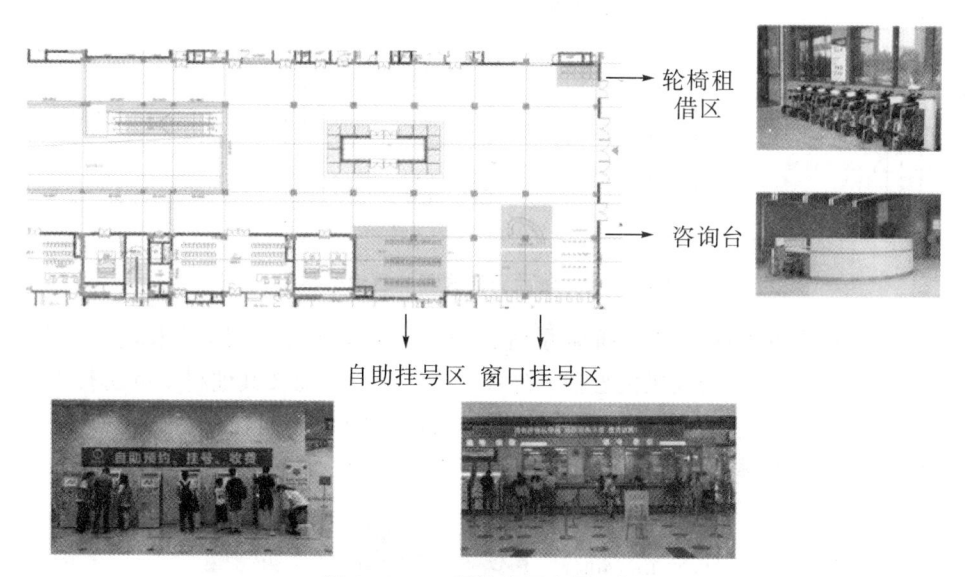

图 4-9-2　门诊大厅布局示例

2. 门诊大厅常用全空气系统：门诊大厅为大空间，热湿负荷较大且净高较高，末端风口需要较大的服务范围，产生较大的局部阻力，通常采用全空气系统。由于门诊大厅人员活动量较大，出入口长期开启，故通常不设置机械排风系统。

3. 末端设计实施的要点与难点：门诊大厅无较大发热量设备，空间的冷热负荷主要来自人员及外围护结构，在设计时应准确掌握大厅围护结构如幕墙、天窗等的热工参数。门诊大厅人员密度与医院的规模、地理位置、类型、影响力等有很大关系，不同类

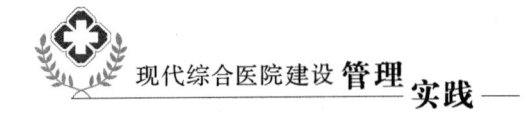

型医院门诊大厅的人员密度差异较大。

要准确了解所设计医院的情况，较为准确地计算出人员密度，进而得到准确的负荷计算结果与合理的末端选型。

4. 解决重难点问题的注意事项：设计过程中应关注医疗工艺并积极与医院方配合，得到较为准确的门诊量资料，进而得到准确的人员密度计算值。

应与绿建等专业配合得到准确的幕墙、天窗等围护结构资料。由于天窗带来的负荷较大，在设计初期就应配合，避免采用较大面积的天窗。避免天窗的得热系数及传热系数过大，以免末端空调设备选型过大，造成能源浪费，增加管线布置的难度。

门诊大厅作为大多数患者首先接触的室内空间，其室内装饰的效果往往备受医院方重视。应注重配合管线高度、挡烟垂壁的设置位置与设置形式等，在实施过程中应加强与现场的沟通，定期巡查现场，避免出现现场施工与设计要求不符等情况。

（三）急诊科

1. 急诊科的布局及使用特点：华西天府医院的急诊科布局见图4-9-3。急诊科主要分为急诊诊断区、抢救区和医护工作区三大区域，急诊救护车可直达急诊大厅。

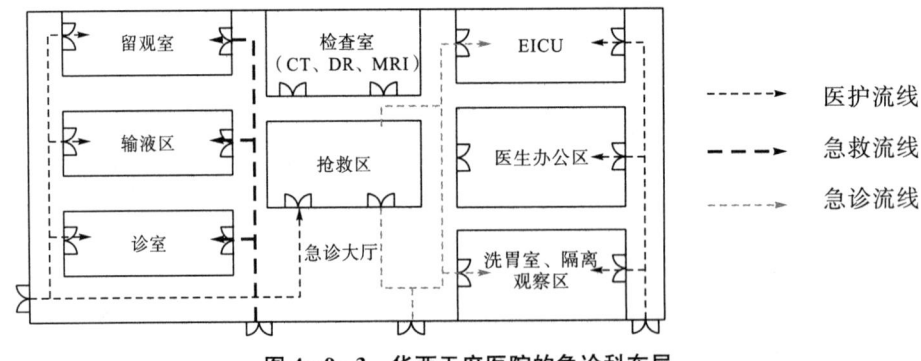

图4-9-3　华西天府医院的急诊科布局

2. 各区域常用末端空调、通风系统：华西天府医院的急诊科末端系统划分见图9-4-4。对全空气系统及风机盘管＋新风机组的选择与前文其他科室的选择类似，不再赘述。检查室由于使用时间及负荷特性与急诊科其他区域不同，通常采用多联机或精密空调等末端形式，具体选型要点及措施在后续医技检查室末端设计实施章节详细叙述。

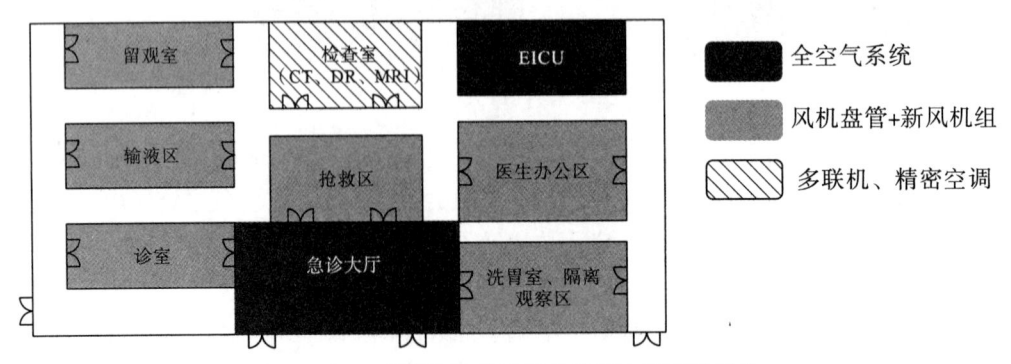

图4-9-4　华西天府医院的急诊科末端系统划分

3. 末端设计实施的要点与难点：急诊运行时间通常为 24 小时，且部分大型医院由于门诊夜间关闭，夜间急诊量较大。

隔离观察区内隔离室应参照《急救中心建筑设计规范》（GB/T 50939—2013）的要求：隔离用房应采用独立的空调系统，送风量换气次数不宜小于 10 次/小时，新风量不小于 3 次/小时，并能 24 小时连续运行，独立设置排风系统，保持与相邻房间 10Pa 的负压。

洗胃室的气味较大，洗胃过程会污染房间空气，建议按照 4 次/小时的换气次数排风，并保持相对邻室的负压。

EICU、治疗室、手术室等患者处置房间，虽一般无净化要求，但急诊多收治情况较紧急的危重患者，设计时应保证邻室房间 5Pa 的正压。

4. 解决重难点问题的注意事项：设计时应明确有无净化空调区域，避免末端选型不符合要求。

大型医院在设计冷热源时会根据不同的运行时间进行空调水环路的分区，末端设计时应注意水系统管线接管的正确性。

（四）发热门诊

1. 发热门诊的布局及使用特点：华西天府医院发热门诊的布局及分区见图 4-9-5。发热门诊由接诊分诊区、诊断区、留观区、医技检查区等组成，按院感要求分为污染区、半污染区和清洁区三个区域。诊室、留观室等参考单元式、模块化布置。单个诊间最小开间净宽不小于 2.5m，使用面积不小于 8m²，每个诊室单元配置诊桌、洗手盆、检查床、观片灯、多个电器插口等设施设备。留观病房均设置观察窗及独立卫浴间，每个留观病房模块单元的开间净宽不小于 3.1m，净高不小于 2.8m，配置有吸引、氧气插口、电气插座、护士呼叫按钮等设施设备。

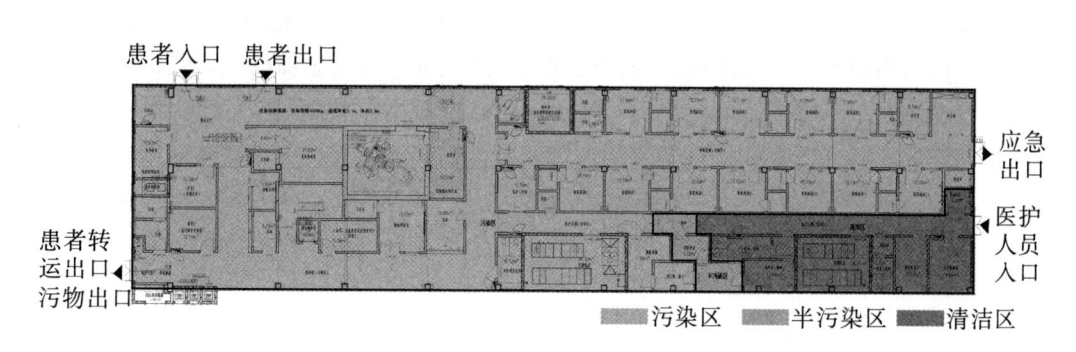

图 4-9-5 华西天府医院发热门诊的布局及分区

2. 各区域常用末端空调、通风系统：发热门诊由小型诊室、病房等组成，常用空调系统为风机盘管＋新风机组。不同区域之间的送、排风有压力控制和方向的要求，根据《传染病医院建筑设计规范》（GB 50849—2014），清洁区、污染区、半污染区的机械送、排风系统应按区域独立设置，因此不同区域之间设置独立的新风及排风系统。

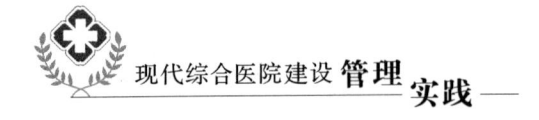

3. 末端设计实施的要点与难点。

1）换气次数：肠道门诊（非呼吸道传染病门诊）的最小换气次数为（新风量）3次/小时，污染区房间应保持负压，污染区每房间排风量应大于送风量150m³/h。发热门诊（呼吸道传染病门诊）的最小换气次数为（新风量）6次/小时，清洁区每房间送风量应大于排风量150m³/h，污染区每房间排风量应大于送风量150m³/h。负压隔离病房宜采用全新风直流式空调系统，最小换气次数应为12次/小时。

2）压力控制：负压程度由大到小的设计要求为污染区＞半污染区＞清洁区。负压隔离病房与其相邻、相通的缓冲间、走廊应保持不小于5Pa的负压差。

3）气流方向：气流方向应按照清洁区→半污染区→污染区设计，避免清洁空气与污染空气渗混。

4）温湿度设计：由于隔离病房内医护人员需着防护服工作，可适当降低隔离病房的设计温度。

4. 解决重难点问题的注意事项：设计过程中应与医疗工艺专业配合，明确污染区、半污染区与清洁区的分区情况，保证正确的系统分区。

风口布置应考虑房间的气流方向，减少致病空气的污染范围，降低医护人员的感染风险。以负压隔离病房的风口设置为例：送风口位置应使清洁空气首先流过房间中医护人员可能经过的区域，排风口应靠近患者头部位置，送风口应设置在房间上部，排风口应设置在房间下部，房间排风口底部距地面不应小于100mm。

华西天府医院的部分房间由于现场围护结构的气密性设置不足，门窗和墙体部分存在小的缝隙和孔洞，导致房间无法达到设计相对压力。设计时应配合建筑装饰专业控制房间的气密性，在现场实施过程中也应提醒并告知围护结构气密性对保证压力梯度的重要性，避免出现类似问题增加调试时间，造成现场返工。同时，应保证压力传感器等传感设备的准确性。

压力传感器在空调系统关闭、邻室门开启的状态下，微压差传感器仍然显示负压，后经检测该传感器显示值不准确。在上述问题暴露之前，该传感器的压力测试问题导致服务该区域的整个系统无法调试至满足医疗工艺的相对压力要求，增加大量不必要的调试时间。因此，在安装前就应仔细校核传感器的准确性，避免增加无效调试的时间。

由于房间的压力控制及气流方向由各房间的风口位置和送、排风量决定，安装前期应测试风机设备是否与设计参数相匹配，避免现场设备运行偏离设计工况，导致现场无法达到医疗工艺相对压力及空气流向的要求。

（五）医技用房检查室

1. 各区域常用末端空调、通风系统：医技用房的常用检查室分别为CT室、MRI室与DR室。不同厂家设备对散热量、温湿度、温湿度变化率、空调类型及通风方式要求不同，MRI室通常要求精密空调系统，CT室、DR室通常要求多联机系统。MRI磁体间需设置事故排风系统，排风量按12次/小时换气次数与厂家要求值比较后取大值。CT室、DR室通常采用气体灭火，需设置气体灭火后可用的排风系统，换气次数不小于5次/小时。

2. 末端设计实施的要点与难点。

1) 各检查室在设计初期空调系统通常为预留条件，需与医疗工艺专业及医院方深入沟通预留条件的设置，保证预留条件的准确性。

2) 检查室内检查设备的管线较多，且对除检查设备外的其他管线设备的位置有要求，应注意上述管线布置和要求对空调通风末端和管线位置的影响。

3. 解决重难点问题的注意事项：设计及施工阶段都应与现场施工人员及厂家沟通，明确检查室内的空调及通风方式与选型、允许走管的高度及位置等要求。若现场要求发生变化，尽量更改，避免不必要的拆改。还应与医院方及厂家明确放射检查室风管辐射的防护措施。

（六）其他科室特殊区域

1. 牙科：以华西天府医院为例，口腔治疗室面积较大，人员密度大，应设置全空气系统。技工室、消毒间等设置机械排风系统，以排除室内异味。相邻房间设计为负压。技工室通常会产生粉尘，需设置局部排风系统。

2. 皮肤科内激光治疗室、紫外线治疗室：上述房间在治疗过程中会产生臭氧和异味，按照4次/小时的换气次数设置排风系统，相邻房间设计为负压。

3. 煎药房：煎药房通常靠外墙设置，气味较大，需设独立排风系统进行高空排放。在设计过程中应与建筑及医疗工艺专业配合，避免将煎药房靠近庭院设置，影响庭院内环境。

三、解决方案

综上，为提升设计及实施质量，在末端空调通风系统设计实施过程中应重点关注以下问题。

（一）设计输入条件的准确性

根据前文的叙述，由于不同医院医疗建筑的差异性较大，较难根据经验值对人员密度、设备散热、医疗工艺环境要求等输入条件进行准确判断。在设计过程中应仔细考虑医院性质、医院方影响力以及医院方管理方式等因素带来的输入条件差异，只有掌握准确的输入条件，才能保证末端选型、计算的准确性，保证末端设置的合理性。

（二）加强与各方配合沟通

医院建筑涉及的专业较多，同时医疗设备的更新换代较快，在医疗建筑设计实施的过程中通常伴随着医疗设备的更新和各行业规范的变化。在设计及实施的过程中，应保持对上述变化的敏感性，保持与各方沟通，以保证各设计条件的准确性，同时在现场发生变化时可以准确及时地更改末端设备的设置，避免现场不必要的拆改工作。

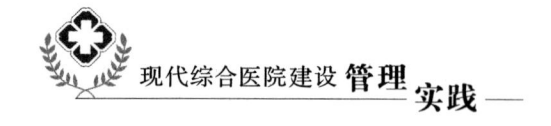

（三）保持对现场的巡查与配合

医院建筑涉及的专业、厂家及施工单位众多，在现场实施过程中往往会出现影响末端设置的各种问题。与其他公共建筑相比，应适当加强现场的巡视与配合工作，发现问题后及时沟通解决，将问题的影响最小化，保证现场的施工进度。

四、案例总结

相对于其他公共建筑，医疗建筑的感染控制以及医疗技术环境需求，导致建筑功能较为复杂，对空气品质、空气流向、系统划分、通风空调末端运行控制等暖通相关设计有诸多特殊要求。设计过程中要与其他相关专业紧密配合，才能设计出更加符合医疗工艺需求的现代化医院。

第五章 医院专项工程建设

案例一
医院箱式物流系统建设

一、案例背景

（一）设计前期

箱式物流系统采用公立医院高质量发展的设计理念，以患者为中心，做到医院人流、物流分离，并结合现代医疗流程、动线、科室物资流动，以实现物资配送效率的极大提升，最大限度地减少医院物资流动对患者就医的影响，并降低医院的运维成本。

箱式物流系统整体方案应根据医院自身的建筑布局、医疗需求、医疗业务规划、医疗工艺流程的需求，经过充分的调研、论证后，进行设计与规划。相关的物流规范有《综合医院建筑设计规范》（GB 51039—2014）、《医院物流传输系统设计与施工规范》（T/CAME 27—2021）等。

箱式物流系统设置在医院建筑内部，因此在设计初期应充分考虑建筑的规划对物流系统的造价、运行效率的影响。设计物流系统站点及路线规划时应针对国内外医院建设发展历程、物流系统的建设思路、相关政策等方面进行文献收集和研读，厘清物流系统在自身项目中的适用范围。特别注意，箱式物流系统对医院建筑空间要求较高，在医院建筑平面上需要预留足够的安装、运行、检修和操作的空间，为保障医疗功能用房的有效使用空间不被挤占，应在医院项目整体的立项阶段就充分考虑到箱式物流的后期建设与运维。而针对老医院的改造升级，增加物流系统可以采取一次规划、分步实施、逐步使用的计划。对国内外物流系统运用较好的医院案例进行深度分析后，结合华西天府医院建筑的情况，找出智慧物流系统建设的难点和未来趋势，最终确定设计方案和施工改造方法。

（二）系统性能要求

箱式物流系统的应用可以简化科室护理单元医用和非医用物资的配送过程，节省传送时间，方便签收和数据存档。箱式物流系统应覆盖医院的住院、医技和后勤等重要科室，开辟专用的水平传输和垂直传输通道。从院内物资方面来说，需保证能够传送院内流转的75%以上的物资，可以传送系统所覆盖的科室每天所需的80%以上的物资。从时效方面来说，两个传送点之间的单次运输时间不应超过15分钟。箱式物流系统应具备和医院信息系统（HIS）互通的能力，可接入医院的监控系统。箱式物流系统应满足院感、消防、抗震等硬性验收标准。

箱式物流系统的单体设备应性能优越，结构牢固，噪声低，外表美观；各个单体设备组合的整体设备应运行流畅，控制逻辑合理，装配工艺完善；各个整体设备组合的分系统应相互关联又相互独立，预留足够的余量进行升级改造；各个分系统组成的整体系统应满足使用要求，符合设计方案。整体系统应保证10年以上稳定高效运行。中型箱式物流传输系统站点操作实景图见图5-1-1。

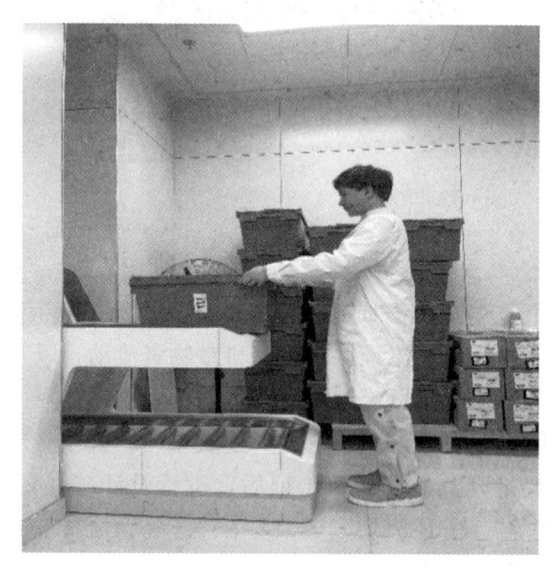

图5-1-1 中型箱式物流传输系统站点操作实景图

二、建设难点

（一）箱式系统与消防系统

公立医院是广大人民群众看病就医的重要公共场所，人员比较密集且流动性大。公立医院的门急诊楼、住院楼逐渐趋向高层，建筑结构复杂，且存在各种大型的医疗器械、危险化学品，可燃物质多，一旦发生火灾，容易造成群死群伤的恶性事故，社会影响范围大。

箱式物流水平层传输路径会跨越防火分区，箱式物流在设计和建设过程中会出现跨越防火分区的新情况，因此应当考虑箱式物流系统与全院消防系统的有机联动。如果发生紧急情况，确保能及时打开各处防火卷帘、防火窗分区隔断火情，有效阻止火灾的蔓延。

（二）箱式物流系统与院感管理

院感管理是医院在依法开展诊疗执业活动、提供医疗服务中必须开展的工作，也是医院的基本职责。《三级医院评审标准（2022年版）实施细则》明确了对医院院感管理的要求。箱式物流系统在全院布局路径与站点，会经过医疗区域与非医疗区域、净化区域与非净化区域，因此在设计与建设箱式物流系统水平轨道时，需要将院感管理纳入考虑范围，避免后期造成院感事件。

（三）箱式物流系统与 HIS

在医院箱式物流运行过程中，各科室各类物资每日的收发与交接是后期系统运行的一项重要环节。为保障各科室日常物资出入台账一目了然，实现物流以及资金流的有效控制以及管理，为医院管理人员提供信息数据分析以及决策支持，需要建立人机结合的管理系统，箱式物流系统的后台数据开放接口需与 HIS 对接，确保可以收集、传递、加工、保存医院不同物流数据与信息，将有用的信息传递到使用人员手中是后续运行调试中的一个难点。

HIS 主要加工处理物流相关信息，通过这种方式帮助医院进行有效管理。医院物流信息管理系统可以保证网络化、智能化、集成化等优势，同时具备较高的动态性、实时性等特征。医院整体物资的使用可以实现可视化、动态化以及精确化管理。

三、解决方案

（一）与消防系统联动设计解决方案

在设计过程中，箱式物流系统跨越防火分区的地方必须考虑硬件设备、消防信号联动和消防电源的预留。箱式物流系统的水平传输系统硬件设备在跨越防火分区时，需与防火卷帘、防火窗配合。在与防火卷帘交叉的地方，水平传输设备需采用隔断或者下压装置，确保防火卷帘在落下时不受阻隔；在与防火窗交叉的地方，箱式物流系统水平轨道应留出防火窗的空隙，确保防火窗收到信号后能关闭防火窗阻隔火情。箱式物流系统与消防防火卷帘、防火窗隔断处见图5-1-2。预留的消防信号供箱式物流系统和消防系统进行通信，做到发生火情时，防火卷帘落下过程中不会和运动中的物资转运箱发生碰撞。特别需要注意的是，箱式物流系统的水平线不得穿越消防电梯前室。箱式物流系统的站点和垂直提升设备的接驳处需要配置符合消防要求的防火层门。考虑到院感和消防的双重要求，可以给使用端站点增设独立的带有消防门的房间。

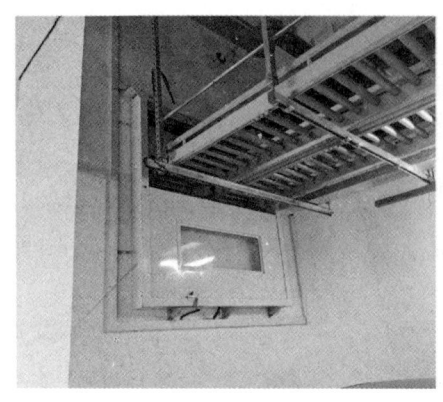

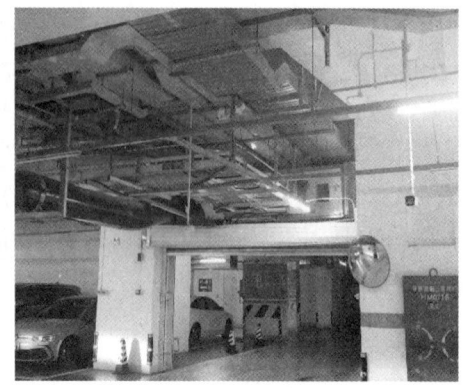

图 5-1-2　箱式物流系统与消防防火卷帘、防火窗隔断处

（二）院感管理解决方案

对于医院有净化要求的区域，原则上不允许箱式物流系统水平穿越，设计时应注意避让。如必须穿越或在区域内设置站点，必须会同净化专业公司讨论研究，取得净化专业公司对设计方案的同意，设置合理路线和站点位置。楼层高度足够时，可采用在梁底与装饰天面间的空间穿越，但不得进入密闭的净化室内空间。用于净化区域内的站点，一般设置在净化区域边缘，方便封堵。如必须设置在净化区域中间位置等，可考虑从楼上或楼下进入，将站点置于独立的封闭空间内，且必须设置防火门、缓冲间等。净化区域水平线施工实景图见图 5-1-3。箱式物流系统在院感方面需要注意的是周转箱的感控问题，建议应该做到以下 3 点：

1. 周转箱科室专用，做到箱体从何处发出就返回到何处。
2. 增加专门的周转箱自动化清洗配套设备，满足日常清洁和消杀需求。
3. 从使用流程上规范操作，在传送有洁净要求和感控要求的物资时，对物资进行二次包装，对周转箱的内外壁进行人工消毒清洁。

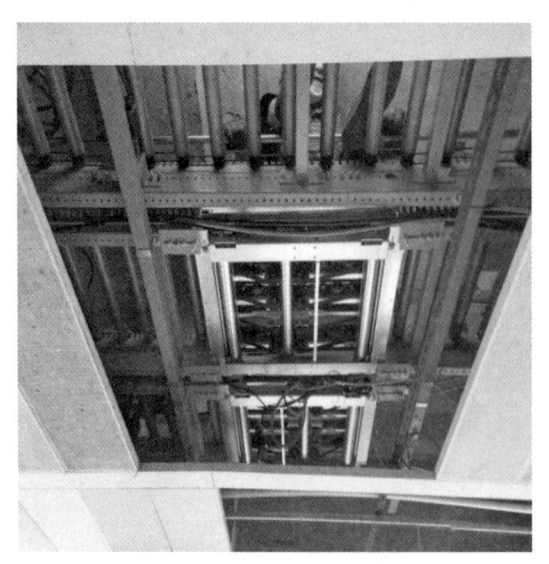

图 5-1-3　净化区域水平线施工实景图

（三）与 HIS 对接解决方案

箱式物流系统在运行过程中与 HIS 交互的信息平台对接，目的在于解决院内物资流通的数据闭环问题，做到院内物资流通（甚至最小包装）全程可查询、可追溯。系统对接需要双向开发对应接口进行数据交互，一般包括：①HIS端，单据下发接口，物流状态接收接口；②物流端，单据接收接口，物流状态上报接口。

HIS 网络与物流网络应该处于可互通的状态，对接方式主要有两种。

1. 单据对接模式（图 5-1-4）。

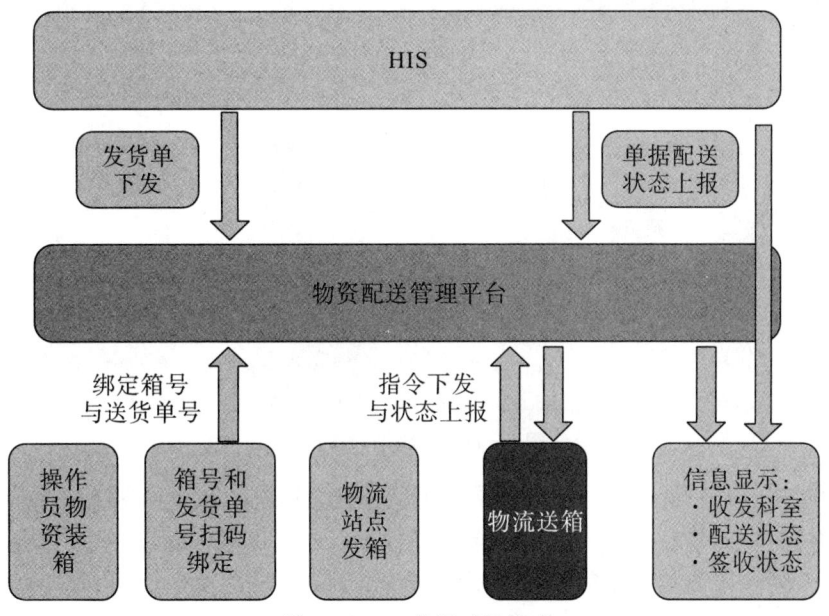

图 5-1-4 单据对接模式

单据对接模式：最小的对接数据层级为 HIS 端的发货单据号，上下位的数据往来以发货单据号为唯一标识，流程如下。

1）发货单下发：箱式物流系统发箱前，HIS 先将发货单通过通信协议下发给箱式物流系统，发货单基本信息包含发货单号、目的科室代码。

2）装箱信息绑定：发箱操作员根据带发货明细的纸质发货单进行物资装箱后，扫码绑定发货单与箱号，这时物流系统会将单号上传给 HIS，告知该发货单已装箱。

3）发箱信息上传：发箱员将箱子放上物流站点发箱，箱式物流系统会实时上传该箱子对应 HIS 单的发货状态信息。

4）签收信息上传：物流箱到达目的科室后，上报到货状态给 HIS 进行自动化电子签收。

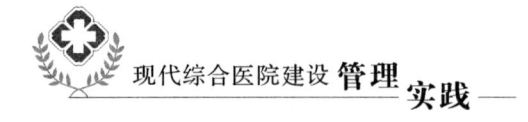

2. 明细对接模式（图5-1-5）。

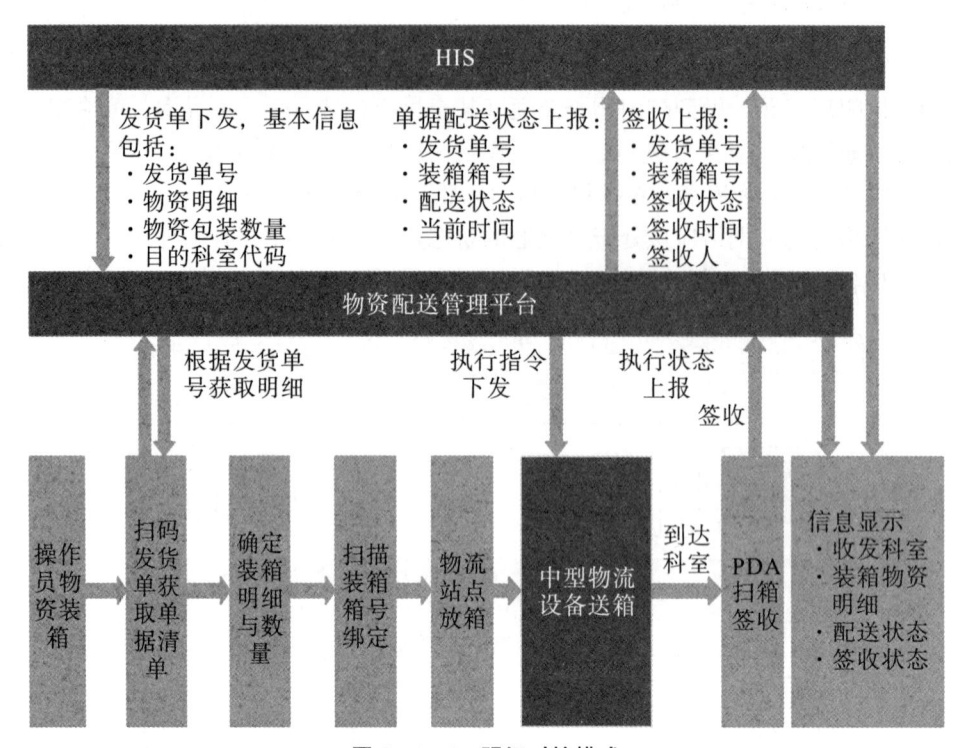

图5-1-5 明细对接模式

明细对接模式：最小的对接数据层级为装箱包装单位的数量，即物流系统不仅要清楚箱子对应的发货单号，还要清楚装箱明细数量。其目的在于解决一张HIS发货单装多箱或一个物流箱装多笔发货单的问题，流程如下。

1) 发货单下发：箱式物流发箱前，HIS先将发货单通过通信协议下发给箱式物流系统，发货单基本信息包含发货单号、物资明细、物资包装数量、目的科室代码。

2) 装箱绑定：操作员根据箱式物流系统发货单信息装箱，同时从系统上确认装箱明细数量，并扫描装箱箱号绑定。这时物流系统会将单号＋箱号＋物料代码＋装箱数量上传给HIS，告知该物资已装箱。

3) 发箱信息上传：发箱员将箱子放上物流站点发箱，箱式物流系统会实时上传该箱子的发货状态信息。

4) 签收信息上传：物流箱到达目的科室后，系统提示物流箱已到科室。进入明细确认环节可查看该箱中的装箱明细，并从签收交互界面确认每项明细实物是否与系统显示一致。如果一致则确认签收，如果不一致则可上传照片进行申诉，签收或申述数据上传至HIS。

系统开发调试应按照以下流程：①物流系统方充分了解使用方的业务需求，确定对接模式；②物流方与HIS确定交互协议；③双向开发接口；④双方测试接口，确认接口数据交互无误；⑤物流方开发绑箱发箱与签收系统；⑥绑箱发箱与签收联机测试。

四、案例总结

(一) 验收相关注意事项

箱式物流系统竣工验收应依据合同、招投标文件以及系统安装过程中的变更文件进行。箱式物流系统竣工验收项目包括但不限于系统安全性和可靠性、硬件系统、软件系统、安装工艺、使用效率和作业能力等方面。医院组织专家、设计人员、监理、业主相关人员组成验收评委团，以验收会议的形式对项目进行验收。验收流程：厂家内部验收→业主初步验收→试运行→最终验收→结算。在验收后依据合同首先进行质保，质保期满后医院可进行维保服务招标。维保服务公司应满足以下要求：

1. 医院箱式物流系统运维必须由专业的公司或医院受过专业培训的人员操作。
2. 运营服务方应为设备提供厂家或设备厂家授权的维修公司，并提供专人为医院提供运维服务。
3. 运营服务方应有明确的组织架构，并有完善的应急处理机制应对突发事故，同意接受医院调配。
4. 运营服务方应有明确的维保工作制度和安全规范，具体包括年、月、周、日巡检的内容，并有相关表格记录巡检内容。
5. 运营服务方应备有备品备件，满足设备的紧急修理使用需求。
6. 运营服务方应定期对设备运行状态做出总结，并将数据内容汇报给医院。
7. 运营服务方应根据设备实际运行状况，对设备或者程序进行优化。
8. 运营服务方应有健全的竣工图纸、维修手册、使用手册等技术资料。
9. 运营服务方应对设备进行明确标识，如电气、危险、注意、流向等。
10. 运营服务方应配有完善的安全防护设备和消防设备，在维修保养施工期间防护。
11. 维保人员应认真执行交接班及值班制度，并做好交接班记录。
12. 运营服务方应定期对维保人员进行岗位技能培训，并且将培训内容存档。

(二) 系统调试注意事项

箱式物流系统调试分为单机调试和系统联调两个步骤。单机调试是针对设备、组合设备、分系统等进行硬件性能测试、安装测试、电气控制测试、网络通信测试等，主要检查和调试硬件安装是否牢固可靠，电气线路是否畅通，网络数据传输是否稳定，代码是否无误，配套消防系统功能是否正常。系统联调主要是针对分系统之间的互联互通和模拟正常使用的调试，联调测试中应进行系统压力测试、系统传输效率测试、系统急停测试、消防系统配合测试以及软件系统和 HIS 的数据交互测试。

系统联调时需要模拟医院药剂科、检验科高峰时段发送的场景，在得出传送数据后进行控制逻辑路径和时效优化，优先确保重要物资的传送。在针对消防系统的配合测试中，应重点检查两个系统的配合情况，确保发生火情时，周转箱可以安全驶离防火卷帘区域，系统能及时断电停机，防火卷帘落下后满足消防要求。软件系统和 HIS 的数据交互测试要确认数据传输的实时性，保证系统内部的软件代码和统计算法正确。系统调试中应对 HIS 与物流系统交互数据进行充分测试，确保数据的正确性与完整性。如果出现 HIS 数据读不到或物流数据不能上传的问题，首先应确保双方网络畅通，检查接口协议之间是否存在开发差异。HIS 与物流方应确保沟通顺畅，一些非技术的沟通障碍会造成开发、调试进度非常大程度地延迟。在系统调试完成后，需要对使用人员进行多频次的培训，使其熟知使用流程和方法，避免因操作失误造成的系统故障。

案例二
医院污水处理专项设计

一、案例背景

根据《综合医院建筑设计规范》（GB 51039—2014）和《建筑给水排水设计标准》（GB 50015—2019），含有致病菌、放射性元素等超过排放标准的医院污水应单独排水至水处理或回收构筑物，医疗废水排水应符合现行国家标准《医疗机构水污染物排放标准》（GB 18466—2005）的有关规定。因此，在医院污水处理专项设计中，污水处理站的设计是非常关键的。此外，在医院污水处理专项设计中，还应当考虑特殊性质污水的处理。特殊性质污水是指医院检验、分析、治疗过程中产生的少量废水，主要包括酸性废水、含氰废水、放射性废水等。如何预处理这些特殊性质污水也是污水处理专项设计中一个重要的组成部分。

二、建设难点

（一）污水处理站选址

污水处理是一个系统工程，包括污水处理，污泥处理，废气收集处理，通风、电气与自控，道路与绿化等。在医院项目方案设计阶段，应与医疗工艺专业协调污水处理站的选址。污水处理站的选址应结合项目的总体规划、市政污水接口、风向、工程地质、维护管理等因素来确定。在规划医院总体布局时，需结合医疗功能布局、场地竖向标高、风向等因素确定污水处理站的位置。污水处理站有一定的污染及恶臭气体排放，因此污水处理站的位置宜设在医院主体建筑物当地夏季主导风向的下风向，并建议结合垃圾暂存间等建筑物设置，与病房、居住区建筑物保持适当的距离。场地竖向也是影响污水处理站选址的一个重要因素，污水处理站通常设置在场地的较低位置，污水、废水可通过重力自流至污水处理站，这样可降低医院实际运行时所需的电耗，也可降低污水处理系统日常运行维护难度。市政污水接口是影响污水处理站选址的另一个因素，在医院设计前期，应复核项目污水接口。如暂无市政资料，可将污水处理站设置于临近道路附近，尽量避免设置于无市政道路一侧。当项目四周均有市政道路时，建议设置于和项目同步修建的道路附近。在初步设计及施工图设计阶段，需复核市政污水接口位置，当不能满足项目要求时，应与相关部门协调，确保污水处理站附近有污水接口可用。污水处理站的选址还应当考虑项目的工程地质条件，尤其是特殊地质，如湿陷性黄土地质、软弱土基地质等，当污水处理站设置于上述区域时，可能需要对地基进行处理，地基处理的费用也是污水处理站选址的影响因素之一。

（二）污水处理站规模

污水处理站规模是医院污水处理设计中的核心内容。若污水处理站规模偏小，会导致污水处理站超负荷运行，不能实现污水达标排放，进而影响医院的正常运行。若污水处理站规模明显高于实际需求，则会造成一定的浪费。对于污水处理站规模，首先需要考虑医院总体规划，以近期为主，但需结合远、近期建设总体要求。一般来讲，医院污水处理站规模可通过两种方法来确定。第一种是通过医院各项用水量计算相应的排水量，污水处理量可按医院用水总量的85%～95%确定。但医院中各用水部门较多，甚至某些用水分类在规范中都没有用水数据，因此很难准确计算医院的用水总量。例如，《建筑给水排水设计标准》（GB 50015—2019）以及《综合医院建筑设计规范》（GB 51039—2014）均未规定住院陪护人员的用水定额和小时变化系数。第二种则是根据日均污水量和日均变化系数的经验数据计算，主要是依据医院的床位数估算。日均污水量和日均变化系数均与床位数有一定的关联。医院按床位数分为床位数≥500床的大型医院，床位数介于100～499床的中型医院，以及床位数<100床的小型医院。而现行规范《医院污水处理工程技术规范》（HJ 2029—2013）和《医院污水处理设计规范》（CECS 07：2004）中的日均污水处理量和日均变化系数有较大的差异。污水处理站规模应以环评报告及环评批复为准，但在实际工程设计中需对环评报告进行复核，避免污水处理站规模不满足要求。

（三）污水预处理措施

在医院污水处理设计中，除了污水处理站外，还需关注特殊性质污水的预处理。不管是产生酸性废水的检验科、病理科，还是产生放射性废水的核医学科，在不同的医院项目中可能会有不同的布置。由于医疗工艺的布置和土建条件的限制，处理酸性废水和放射性废水的中和池以及衰变池的设计可能存在较大的差异，中和池和衰变池应根据项目特征进行相应的设计。衰变池的设置需按照《核医学辐射防护与安全要求》（HJ 1188—2021）的相关要求，并密切注意放射性预评价及评估报告。此外，现在新建的医院通常设置有发热门诊和感染科。发热门诊和感染科的污水可能存在具有传染性的病菌，因此需消毒预处理后方可接入医院污水排水管网，统一收至污水处理站进行相应的处理。对于发热门诊和感染科污水的预处理措施目前存在一定的争议。化粪池和消毒池的设置在实际项目中有不同的做法，各有利弊。

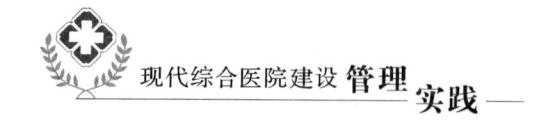

（四）污水工艺选择

根据《医院污水处理设计规范》（CECS 07：2004）的要求：经处理后的医院污水排入有污水处理厂的市政排水系统时，应符合现行国家标准《污水综合排放标准》（GB 8978—1996）规定的三级标准和现行国家标准《医疗机构污水排放要求》（GB 18466—2001）的规定；排入未设置污水处理厂的市政排水系统或地面水域时，应根据污水受纳水体的生物学指标和有关理化指标的要求，符合现行国家标准《污水综合排放标准》（GB 8978—1996）规定的一级或二级标准。医院污水处理工艺可分为一级处理工艺、二级处理工艺以及深度处理工艺。一般来讲，一级处理工艺流程相对简单，占地面积较小，工程造价也较低，但抗冲击负荷的能力弱，稳定性较差；二级处理工艺流程齐全，处理效果较好，抗冲击负荷的能力强，稳定性好，但占地面积较大，造价较高；深度处理工艺更复杂，造价更高。因医院建设中基本不会采用医院污水作为中水水源，因此深度处理工艺基本仅存在于需将医院污水排至自然水体的情形。

综上所述，在目前的医院建设中，主要的污水处理工艺仍以二级处理工艺为主，但二级处理工艺中也有众多不同工艺可选，选择合适的工艺是污水处理专项设计的重难点。

三、解决方案

（一）污水处理站选址

污水处理站选址需经全专业综合各因素考虑，当然主导因素还需根据特定项目具体分析。在具体的工程项目中，污水处理站设置于医院主体建筑物当地夏季主导风向的下风向，也位于场地竖向的较低位置，同时与医疗功能布局分区是一致的，在这种情况下，污水处理站选址应当是比较理想的。随着城市的发展，医院项目周边很有可能规划、建设有其他建筑，甚至是居住建筑。污水处理站需确保距离病房、居住建筑不小于10m，并建议在污水处理站四周采取相应的措施，避免污水处理中的臭味、噪声产生较大的影响。由于污水处理站选址的影响因素众多，为确保污水处理站选址合理，需将其作为全专业综合定案的内容之一，经医疗工艺、建筑、给排水、结构等专业讨论确定。

（二）污水处理站规模

污水处理站规模很难通过医院的给水用水总量估算，因此一般采用日均污水量和日均变化系数估算。根据经验，对于>500床的三甲医院，床日均污水量为1000L，也就是说污水处理站规模可按每床$1m^3$的污水量估算。对于特别知名或是在某个区域为行业标杆的医院，考虑到其门诊数量巨大，住院部也一直满负荷运行，甚至超负荷运行，建议污水处理站规模可以适当取大，留有一定的余量。在医院项目建设中，必须有环境影响评价程序和结果。因此在医院项目的设计中，污水处理站的规模应当以环境影响评价书及生态环境主管部门的批复文件作为设计输入条件，污水处理站的设计规模应不小于环境影响评价书的规模要求。当发现环境影响评价书中的数值存在问题时，应及时与相关部门进行沟通协调，避免污水处理站规模过小，影响医院的正常运行。

（三）污水预处理措施

在医院项目中，需要污水预处理的部位较多，预处理的措施也很多。每个预处理措施需与建筑、景观等专业协调，既保证满足功能需求，也不会对建筑、景观造成过大的影响。在华西天府医院的设计中，检验科酸性废水的中和处理很难在总图找到适合的位置，最后发现在底层有一个未使用的空间，因此与各专业配合，在此处设置了一个污水处理机房，在机房内设置污水中和处理罐，并配套相关的排风、通气措施。

放射性废水处理是医院污水处理中一个很重要的部分。医院放射性废水处理的基本方式为设置衰变池，衰变池的设置需满足《核医学辐射防护与安全要求》（HJ 1188—2021）的相关要求。例如，含碘-131治疗病房的核医学工作场所应设置槽式废液衰变池。槽式废液衰变池应由污泥池和槽式衰变池组成，衰变池本体设计为2组或以上槽式池体，交替贮存、衰变和排放废液。在废液池上应预设取样口并采取防止废液溢出、污泥硬化淤积堵塞进出水口、废液衰变池超压的措施。核医学诊断和门诊碘-131治疗场所可设置推流式衰变池。推流式衰变池应包括污泥池、衰变池和检测池。在实际项目设计中，首先应根据规范对衰变池设置的形式和位置进行选择。建议有条件时，衰变池直接设置于核医学科的下方，条件受限时才将衰变池设置于总图。对于衰变池，尤其是设置在总图的衰变池，尤其需注意取样口的设计。由于放射性屏蔽的要求，人工取样困难时，可设置自动取样。另外，衰变池设置于总图时，还需要注意进水阀门交替运行时的控制，同时建议设置液位计，以便医院后勤管理人员实时查看液位，当液位出现异常时做出相应的应急处理。

发热门诊和感染科废水中含有传染性病菌，因此需进行消毒预处理之后方可排至医院污水处理管网，从而进入医院污水处理站。发热门诊污水一般是在总图上设置消毒池进行消毒预处理，但在消毒预处理中对化粪池和消毒池设置的次序存在一定的争议。如将消毒池设置于化粪池前，消毒可能不完全，存在一定的风险；如将化粪池设置于消毒池前，则化粪池定期清掏时存在一定的风险。为保证消毒效果，建议在消毒池前设置化粪池，这就要求在清掏化粪池时清掏人员必须做好防护措施。

（四）污水工艺选择

如前所述，医院污水处理大多选择二级处理工艺，但二级处理工艺也有很多种，选择适宜的工艺是医院污水处理的重难点。一般来讲，污水处理分为活性污泥法和生物膜法。活性污泥法要求污水进水水质、水量稳定，多用于大型城市污水处理厂。生物膜法由于提供了微生物生长的载体，可提高污水中微生物的含量，因此抗冲击负荷的能力强，更适用于医院污水处理站这种小型的污水处理工程。生物膜法也有很多工艺可选，如生物转盘、膜生物反应器等。由于反清洗要求较高，不建议在医院污水处理中采用。污水处理中更多采用生物接触氧化法，也有部分项目采用流化床法等其他生物膜法。

污水处理确定工艺之后，需根据采用的工艺，结合后期运维以及环保要求，采用适

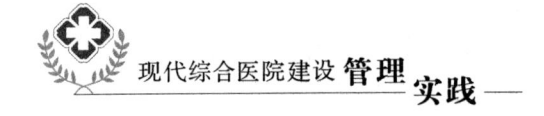

宜的自控方式，尤其是对于出水水质、污水处理中的关键技术指标，需进行在线检测，让医院污水处理的运维越来越自动化、智能化。

四、案例总结

医院污水专项处理工程虽然造价不高，却是涉及建筑、结构、给排水、通风、电气和自控等多专业的系统工程。污水处理站选址可通过全专业综合定案讨论确定，污水处理站规模可通过日均污水量和日均变化系数估算，建议适当留有余量。最终应以建设项目的环境影响评价书及生态环境主管部门的批复文件作为设计依据，但在施工图设计阶段应进行复核，避免不能满足医院运维的需求。医院污水处理工艺建议选择生物膜法，以提高抗冲击负荷的能力。同时根据规范要求，设置常用水质指标的在线监测，以满足医院智能化运行的需求。医院污水处理中有很多预处理设备或构筑物，需与各专业配合，满足使用功能需求，并减少对医疗功能、美观等方面的影响。

案例三
医院导视标识建设

一、案例背景

医院是建筑业界公认的"最复杂的公共建筑"之一，门诊楼、住院楼、后勤楼、医技楼等建筑既独立又密切联系。各个建筑集中分布着不同的临床科室，每个临床科室均有相应的医疗流程，科室间相互支撑且密切联系，因此医院是一个业务流程极其密集复杂的场所。患者在就诊的过程中要经历挂号、分诊、就诊、检查、取药、住院、手术、出院等一系列的流程，每个流程都可能去到不同的业务空间。医院导视标识成为患者快捷、有效地进入相应医疗空间的重要工具，同时也是整个医疗服务过程中的重要一环。随着我国医疗卫生事业的不断发展，现代医院导视标识已经作为医院形象及医院文化的重要表现形式，被逐步上升到医院战略层面，成为医院建设的重要组成部分。

华西天府医院的主要医疗空间由门诊楼、住院楼、特需楼等三个主体建筑组成，三栋楼宇存在地势高差，由连廊连接。医院导视标识从医院建设后期开始规划，并于医院投入使用前开始陆续安装，但建设过程中产生的诸多问题导致医院在投入使用后一年多医院标识才基本建设完成。经过近两年的时间，医院业务逐步实现全面开放，业务结构及业务布局基本稳定，医院导视标识也基本建设完成。总体来说，医院建成后的导视标识可以分为以下几类。

（一）按患者来院路径及标识进入患者视野的先后顺序分类

按照患者来院路径及标识进入患者视野的先后顺序，医院标识可分为四级。

1. 一级导向：主要包括建筑单体标识，建筑出入口标识，道路指引标识，总平面图、户外形象标识。该类标识主要引导患者进入医疗机构，使其根据导视指引进入目标楼宇。
2. 二级导向：主要包括楼层索引及平面图、大厅通道标识、出入口索引。该类标识主要指引患者了解建筑内功能分区及所在位置。
3. 三级导向：包括各功能单元标识。该类标识主要引导患者进入某一具体的医疗区域。
4. 四级导向：主要包括各房间门牌、各窗口牌。该类标识引导患者进入最终目的地。

（二）按照为患者提供信息的内容和性质分类

按照为患者提供信息的内容和性质，医院标识可以分为两类。

1. 指引性标识：该类标识包括户外总平标识、楼宇标识、楼层导览、门牌及窗口牌等，用于指引患者按照医疗流程进入相应区域。
2. 说明性标识：该类标识主要包括就诊须知、温馨提示、注意事项、安全提示等，主要用于说明情况、通知告知或者提醒患者一些注意事项等。

（三）按照安装位置分类

按照安装位置，医院标识分为户外标识及室内标识。

1. 户外标识：一般包括楼宇名称、医院建筑总平面图、医院户外道路指引等。
2. 室内标识：所有安装在室内的指引性及说明性标识。

二、建设难点

（一）医院导视标识设计

导视标识设计是医院导视标识建设过程中最重要的部分，涉及医院的各部门、各科室、各种人流和物流的走向以及相互之间的空间关系，同时还包括对患者生理和心理需求以及建筑空间环境的周到考虑。好的标识设计应既能满足患者指引的功能需要，又能充分展示医院文化。标识设计需在保持连续性、一致性风格的基础上，兼顾业务空间的多样性及设计的临时性。这些都给医院标识设计带来了极大挑战。

（二）医院导视标识与动线

医院导视标识是就医流程和动线的外在表现形式，集中体现了医院对就医流程和动线的设计。新医院建设初期的工作重点往往在于基建部分，标识信息的对接常常滞后，忽略了动线设计和提前规划。华西天府医院的导视标识设计同样面临这个问题。由于医院标识建设管理主管部门是运营管理部，前期医院的动线基本上由运营管理部根据医院业务规划及业务流程来设计。但随着业务的推进，因动线问题所引发的标识问题开始逐步凸显，集中体现在医院的总平户外动线标识与楼宇间指引标识。

医院门诊楼与住院楼东西向并排，且门诊楼地块与住院楼地块有地势高差，楼宇中间有一条市政道路横穿。楼宇外北侧和南侧各有一条道可以供患者往返门诊部及住院部。北侧道路有扶梯可以供患者下行至住院地面，南侧道路则需经过门诊B1层急诊门口通过急诊车道行至住院楼。两侧道路均没有无障碍通道。南侧道路虽然相对容易行走，但医院相关管理部门从道路及安全角度考虑，认为该道路需要有急诊车道，存在一定安全风险，建议将北侧道路作为主通道。最终医院决定将北侧道路作为主通道，南侧道路作为次要通道，制作相应标识指引。

除户外道路外，医院门诊楼与住院楼有连廊相连，主要用于住院患者到门诊做检查及手术通行。因户外道路便利性存在问题，越来越多的门诊患者提出从连廊直接进入住院楼的建议。但患者通过连廊需要通过门诊电梯进入住院楼，然后经过核医学科检查区，最后进入住院楼大厅。医院相关管理部门认为此动线存在一定安全隐患，门诊患者直接不经住院楼正门进入住院楼，无法识别患者身份。医院感染相关部门认为，门诊患者不能经由门诊电梯进入住院部，因为存在交叉感染风险。因此该动线较长时间内一直难以启用。

由于不同楼宇所在地块天然地势高差导致设计的业务动线与院感要求、安全要求存在冲突，因此在医院后期标识制作的过程中，不同部门从自身角度对动线提出不同意见，医院动线很难确定，相应标识也经常难以落实。

（三）医院停车场导视标识建设

经济社会的飞速发展让更多的患者有条件选择自行驾车前往医院就诊。医院停车场导视标识也成为医院整体导视系统中的重要一环。停车场由门诊楼地下停车场、住院楼地下停车场、行政楼地下停车场以及地面停车场组成，合计2000余个停车位，其中门诊楼地下停车位有676个，住院楼地下停车位有886个。医院门诊楼和住院楼分别位于有两层建筑高差的不同地块，之间有一条市政道路穿过，市政道路下有市政管道，导致门诊楼与住院楼地下停车场无法连通。两个停车场分别服务于门诊患者和住院患者，患者可通过电梯直达相应楼栋位置，地面停车场作为补充，前期标识分别将门诊患者和住院患者指引到相应停车场，进入停车场内部后标识把患者指引到建筑电梯，方便患者就诊或进入住院楼。但随着业务的开展，停车场标识出现两个比较棘手的问题。

首先，随着医院业务的逐步开放，门诊量及医务人员日渐增多，门诊楼地下停车场不能满足门诊患者的停车需求。大量门诊患者需要将车停在住院楼地下停车场，原停车场指引需要相应做出改动。而门诊患者将车停入住院楼地下停车场后，由于与门诊楼不相通，患者需要先从停车场步行至地面，再由地面步行至门诊楼。原先停车后直达医疗区的动线变得非常复杂。停车场标识既要告知患者门诊楼与住院楼停车场不相通，又要指引患者从住院楼停车场前往门诊楼。

其次，按照设计规划，患者可以从住院楼地下停车场通过电梯直接进入一楼出入院办理处或者相应的病区，但运行过程中医院相关管理部门考虑患者、陪伴人员识别以及医院感染控制等因素,提出所有患者均需要出停车场进入地面由住院楼一楼进入楼宇办理入院,原标识需要全部重新规划。以上原因造成停车场导视标识成为医院投入使用至今患者投诉较多的地方。一方面,用地现状导致医院停车场无法连通,未能充分考虑不同患者的需求;另一方面,不同的部门从各自的管理需求出发,导致停车场动线未能实现医院管理与患者需求的有机统一,标识也一直在不同管理要求下频繁变更,导致停车场标识混乱,患者时有投诉。

(四)医院导视标识更换与维护

2021年华西天府医院正式开业,根据医院规划,首先开放门诊业务,2022年住院业务开放。作为一家托管医院,医生全部由本部派驻,业务根据规划逐步开放。医院开业当天共计开放8个科室门诊,而后经过一年多的时间逐步增加至30余个科室,诊区也由1个增加至8个。几乎每个月或者每几周都有新的科室开放。新增开放科室意味着标识安装必须同步跟进,这对于医院标识管理人员是个不小的挑战。首先,设计更改的内容比较多,不仅所有楼层的楼层导览内容需要更改,各个诊区的科室导览也需要更改。任何一个科室的增减,涉及的工作量都巨大。其次,标识更改对厂家工艺同样是一种挑战。虽然医院在开业之初预计到了业务变动会导致标识变动较多,将很多标识设计成容易更换的样式,但每次更换都涉及时效、工艺色彩、成本等问题。

住院业务相关标识同样面临这样的问题。2022年住院业务开放后的一年半的时间,住院科室调整搬迁超过8次,从楼层楼道及电梯标识到医疗单元标识,再到病房门口和床头标识,住院部几乎所有的指引标识都要根据规划不断地重新制作和安装。鉴于门诊楼标识频繁更换,前期医院住院楼标识使用了大量临时车贴标识代替,为医院节省了不少标识更换成本。

三、解决方案

结合医院导视标识建设中遇到的问题,新建医院在进行导视标识规划过程中需要注意以下几个方面的问题。

(一)导视标识设计方面

医院导视标识设计是一个系统工程。标识设计师需熟悉医院的就医、住院流程,体会和了解患者及来访人员的真实需求。标识主管部门应积极介入前期设计,与标识设计师充分沟通,明确需求,利用现有空间设计,与装修设计同步,把标识导引系统融入其中。标识设计师、建筑设计师、医疗工艺设计师、场地使用部门共同参与讨论,从方便患者、满足医院规划要求出发,考虑局部与整体结合、个性与标准结合、软件与硬件结合,并寻找合适的表现形式。

(二)医院动线设计与标识方面

合理的空间设计和便捷的就医流程是建立科学合理的标识导示系统的前提和基础。

医院动线设计往往涉及多个部门多方面的考虑，如基于患者便捷就医治疗的诊疗动线、基于医院感染防控的院感动线、基于医院安全的安防动线等，不同动线有时存在冲突。合理的医院动线设计应该基于各方面因素确定，导视标识则是医院确定动线的外显形式。因此医院标识指引必须是基于医院清晰确定的动线。

（三）停车场标识设置方面

就诊停车是部分患者就医流程的第一步，如何科学地指引患者进入停车场并由停车场进入相应医疗区域直接影响到就医效率和就医感受。新建医院在建院规划时要进行充分的交通规划论证，并与市政交通主管部门等联系，提前编制医院整体交通方案和交通指引方案。医院要结合未来业务发展做好各楼宇地下停车场的使用规划以及停车后患者的动线设计。科学合理的规划和动线设计是做好停车场标识的基础。

（四）医院标识更换与维护方面

标识的更换是个烦琐的过程，涉及与厂家沟通需求、确认内容工艺、制作安装等过程。医院尤其是新开医院，不可避免地会遇到大量频繁的业务空间调整，新医院的标识设计需充分考虑到标识的可替换性，为后续医院标识更换与维护打下良好基础。

四、案例总结

医院导视标识建设是医院建设的重要组成部分，同时也是医院最直接的外显物质文化，医院各个业务空间几乎都离不开导视标识的指引。导视标识集中体现了医院各个业务流程及业务关系，涉及医院各个业务部门，因此标识建设是一个系统工程，建设过程中往往需要多部门协作。此外，现代医院导视标识除具备导视功能外，在一定程度上也是医院精神文化内涵及医疗服务理念的外在反映，医院应把导视标识建设放到更高的战略层面。

参考资料

[1] 张青，崔永观，黄茂辉. 医院导医标识系统设计基本思路 [J]. 中华医院管理杂志，2004（10）.

[2] 蒋晓英，吕力琅，黄彩红，等. 医院标识导向系统现状分析及优化措施探讨 [J]. 中国医院管理，2014（10）.

[3] 吴燕，刘莎. 医院标识系统设计的几点建议 [J]. 中国医院建筑与装备，2014（3）.

[4] 龙灏，丁熙. 结合建筑空间设计的医院导向标识系统设计探讨 [J]. 城市建筑，2014（31）.

[5] 吴培波. 医院标识导向系统的分类、制作与定位 [J]. 材料应用，2015（6）.

第六章　辐射防护工程建设与评价

案例一
医院大型放射设备典型设计问题分析

一、案例背景

大型医疗设备在前期需要巨大的投资，对场地有严格的要求，并且需要严格的管理方式。这些设备直接影响到医疗服务的质量、医疗费用以及公众的健康权益。为了避免资金的浪费并合理控制运行成本，我国采用了一种界定方法，即根据财政投入资金数额的高低来判断是否属于大型医疗设备。此外，为了避免大型医疗设备重复配置或医疗资源分布不均的情况，大型医疗设备的配置需要经过国家或地方卫生行政部门的统一审批。

根据市值高低，大型医疗设备被分为甲类和乙类两档。甲类设备的投资最高，技术难度最大，需要经过国家卫生健康委员会的审批才能配置。乙类设备的投资相对较少，技术难度较小，需要经过省级卫生行政部门的审批才能配置。

随着大型医疗设备的发展，医疗建筑设计行业的建筑师必须正视这些设备升级换代对建筑设计的影响。尽管这些高度特化的医疗设备所需的土建基础条件千差万别，但其发展趋势却有部分共性值得关注，这些趋势已经开始对当前医疗建筑的设计产生切实可见的影响。

（一）小型化：大型医疗设备的集约转变

小型化有助于提高设备的便携性，方便其在临床上的应用，进一步提升医疗服务的效率和质量，对设计建设过程也更加友好。随着技术发展，这一趋势越发明显，这在质子/重离子治疗系统的发展中尤其明显。

（二）模块化：单元化的组装与分时实施的可能

大型医疗设备仪器精密、体积大，运输安装都需要经过详细的计划安排。当设备重量过大、运输通道荷载难以承受时，有时只能选择吊装安装。现在大型医疗设备正向模

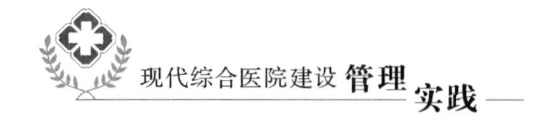

块化的施工安装方式转变,为分时建设与安装提供了更多的可能。

(三)复合化:功能复合带来场地要求的复合

大型医疗设备将多种技术功能互相结合,由单一型设备向复合型设备转变,这是另一个较为重要的发展方向。与多种单一功能的设备集群相比,复合型设备往往占地更少、流线更紧凑,购置成本从长远来看也更为低廉。但不同类型设备的复合也意味着场地环境要求的复合与从严选择,需要在设备机房前期设计阶段进行更为全面的考虑。

1. 放疗图像引导技术设备:放射治疗设备 + 医学影像设备。长期以来,医院的放射科旨在诊断,提供合格的医学影像;放疗科旨在治疗,根据患者医学影像制订计划,实现精确治疗。影像与放疗两大领域互相依存又各自独立。放疗图像引导技术将这两大领域结合了起来。影像引导放疗技术(IGRT)包括放疗照射与 CT 或 DR 结合、放疗照射与 MRI 结合等方式。前者以 TOMO 刀、射波刀为代表,后者以 MR-Linac 为代表。对建筑师而言,大型医疗设备功能上的复合使得设备机房的场地要求更加严苛。尤其是复合了磁共振类的大型设备,如上文提到的 MR-Linac 等,在前期设计时需考虑周边电磁场、铁磁类物体、交通道路、设备本身间距等诸多因素。也就是说,除了要按照放疗设备防辐射要求进行技术应对之外,建筑师还应参考 MRI 检查室的设计思路进行磁屏蔽设计。

2. 分子影像学设备:分子显像技术设备 + 医学影像设备。分子生物学与医学影像学相互交叉融合形成了分子影像学(molecular imaging),其典型设备为 PET-CT 设备、PET/MR 设备,在核医学中的应用前景较大。医生根据分子显像技术、医学影像技术的结果综合判断,可以直接发现异常细胞。但传统的分子显像检测与医学影像检测是分离的,两种医学图像之间必然存在拍摄时间差,人体代谢导致组织密度变化、移动后重新定位扫描的细微偏差,对细胞级别医学图像的干扰不可忽视。PET-CT 设备、PET/MRI 设备将两种技术复合设置,实现同步扫描,有效地避免了上述问题带来的偏差。目前 PET-CT 设备已在部分医院投入临床使用,已经可实现"52 环 PET+64 排 CT"同步扫描。此外,由于使用药品的特殊性,PET-CT 扫描间除了 CT 类机器设备发射产生的电离辐射外,还同时存在服药患者带来的核素辐射。这要求建筑师在设计时不能单纯考虑扫描间的防辐射处理,合理安排服药患者的检查动线、避免患者间互相辐射也是此类设计的重点所在。PET/MR 设备开始逐步投入使用,作为加入了磁共振技术的复合设备,PET/MR 设备有着与 MRI 设备类似的优势,如机器本身无辐射、对软组织等细微结构的分辨率更高,但药品带来的核素辐射仍然存在,对周边磁场、铁磁类物质的要求与 MRI 设备基本一致。

3. 复合手术室:洁净手术 + 介入治疗 + 医学影像设备。近年来兴起的复合手术室(又称"杂交手术室")典型地体现了大型医疗设备的复合化趋势,将 DSA 介入治疗设备、医学影像设备等整合到洁净手术室中,实现手术中对患者的综合治疗与实时监测。由于患者无需在介入导管室和外科手术室之间转移,有效避免患者在转移过程中可能出现的缺氧和生命体征不稳定等风险。内科、外科、影像科等多个学科技术的交流和融合提供了一个高度集成的技术平台，可以更有效地处理精密程度更高的复杂手术，患者的生命安全将得到更有效的保障。除常规洁净手术设备之外，复合手术室还配备了介入治疗系统 DSA、CT 或 MRI 影像系统，这些特殊大型医疗设备的引入使得复合手术室的使用净面积、结构负荷、防辐射或磁屏蔽要求远高于普通手术室。

（四）联动性增强：信息共享与物资传递

联动性增强包括信息及物质两个层面。信息层面联动性增强体现为放射信息管理系统（RIS）、医学影像存档与通信系统（PACS）等信息管理系统的普及推广，医学影像数据得以在各个科室高效使用，实现 MRI 设备、CT 设备等大型医疗设备医学影像的信息共享。此外，远程医疗技术也必须依赖高质量的信息传输系统，而 5G 通信技术的发展对远程医疗技术是一大关键。建筑师应当为院间物资联动提供对接接口，充分考虑到院间的合作交流。院间的物资传递，在大型医疗设备本身高精尖发展的过程中也为各级医院进行技术推广提供了一种可能的尝试。从某种程度上说，近年来第三方医技共享平台概念的兴起，也可以视为医疗信息与物资在院间联动思路的另一种延伸。

二、建设难点

除了共同的发展趋势外，在具体设计和采购工作中，大型医疗设备自身还在不断地升级优化，大型医疗设备本身各有千秋，但上述的几点发展趋势较为普遍。一方面，小型化、单元化的设备发展将逐步减小设备机房对基础建设的压力，为建筑设计提供更大的自由；另一方面，复合化、联动性增强的发展趋势要求设计师要更全面、更系统地对医疗建筑空间进行统筹安排。

另外，大型放射设备的放射防护工程是建设中的重难点。放射防护工程主要针对产生 X 线、γ 射线、中子、核元素的工作场所进行防护。放射防护设施按要求需与主体工程同时设计审批、同时施工、同时验收。放射防护工程具有很强的专业性、特殊性、采购招标的不确定性等，往往产生一些共性问题。同一类设备不同品牌的设计要求不同。不同品牌的设备对机房布局、净高、承重、管线等的要求均不一样。医院的放射设备采购部门在设计阶段往往仅能提供拟用清单，存在一定的不确定性，如何预先考虑空间设备条件的通用性是建设的难点。

三、解决方案

根据医院拟确定的大型医疗设备种类，可依据积累的各品牌设备的数据库，结合不同厂家、型号的设备参数要求，给予合理适用的布局方案，包括预埋管线方案等。

1. 规划设计阶段：做出一份详细而全面的放射诊疗装置清单，包含对每个房间尺寸的详细要求，覆盖拟采购品牌主要型号的尺寸要求。
2. 深化阶段：对平面布局、防护节点、运输通道、设备安装等细节进行深化复核。

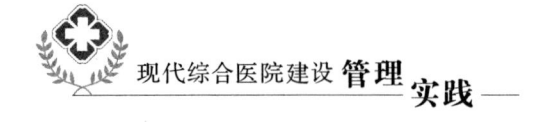

确保有防护要求的墙体、地面、天面、管道、穿孔等都有对应性表达。

3. 设备安装阶段：配合确定的采购设备，进行场地、机电条件的再复核，复核完善后进一步安装。

四、案例总结

大型放射设备因其对空间、设备条件要求的专业性、特殊性，设备采购的无法前置确定性，放射防护工程与建筑结构工程的同步性等，对设计的预设考虑的完整性等都提出了很高的要求，从土建、机电、通风、控制系统等各方面都需对其密切关注，形成切实可行的技术设计方案。

案例二
大型放射设备用房结构处理措施

一、案例背景

大型放射设备包含 CT 设备、MRI 设备、PET-CT 设备、PET/MRI 设备、直线加速器、回旋加速器等，属于特殊医疗设备，具有自重大且防护要求高的特点。以 MRI 设备为例，其总重量达 12 吨。医院主体结构除应满足设备正常使用及防护要求外，还应保证这些设备可以顺利地安装及更换。

二、建设难点

常规建筑的大型设备，如大型柴油发电机或者冷冻站等，通常采用的预留安装措施为在结构楼板上预留开洞，待设备安装完成后再采用无收缩混凝土后浇楼板，不会单独考虑设备运输通道，往往采用临时支撑加固的方式保证主体结构安全，这种处理措施可满足设备的首次运输及安装要求，但后期的维护、更换难度较大。医院的大型放射设备重量较大且设备入场时间较晚，主体结构建设阶段设备品牌及设备参数均不能确定，设备安装一般在建筑装饰期或者整体竣工以后。另外，随着医疗技术及医疗设备的发展，设备可能有更新要求，采用常规的处理方式会对医院的正常运营产生影响，明显是不合适的。大型放射设备均有不同程度的有害射线辐射，除房间内顶板、底板及四周墙体厚度及材质需满足放射评估要求外，在细部构造方面也应该采取一些可靠的措施。

三、解决方案

(一) 大型设备预留运输通道

大型医疗设备运输通道的设置原则为在运输过程中仅需在楼面采取铺设钢板等保护楼板的措施，而不需要在下层设置临时支撑，保证设备的更换对医院正常运行的影响最小。大型放射设备荷载较重，为了预埋管线及电缆，房间内往往需要降板，为减轻自重，控制下层净高，承重范围以外区域回填材料可选用气泡混凝土等轻质材料。华西天府医院首层部分 MRI 设备运输通道位于预埋水管降板回填区，为避免设备运输时对回填区地面和水管造成破坏，采用了铺设预制板的方式。

(二) 大型放射设备用房结构防辐射屏蔽措施

大型放射设备围护结构可采用实心砖砌体结构或钢筋混凝土隔墙，其材质以及厚度应根据放射评估确定。当大型放射设备位于地上，且围护墙体必须采用钢筋混凝土时，因混凝土墙体刚度较大，为避免其在地震下对主体结构产生不利影响，需要在混凝土墙体与主体结构之间设置伸缩缝，此时伸缩缝位置很容易成为防辐射屏蔽的薄弱点。华西天府医院核医学区防辐射混凝土墙体与伸缩缝处采用"Z"形错缝措施，且在伸缩缝处使用 5.5mm 铅板封堵。防辐射混凝土墙配筋示意图见图 6-2-1 和图 6-2-2。

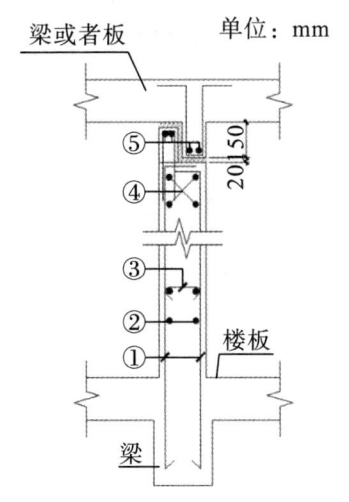

图 6-2-1 防辐射混凝土墙配筋示意图（1）

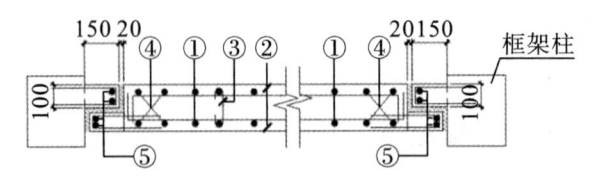

图 6-2-2 防辐射混凝土墙配筋示意图（2）

对于辐射当量较大的设备用房，比如直线加速器区域、回旋加速器区域等，设备管线直径较大，大量管线要穿越主体结构且这些房间钢筋混凝土墙体厚度往往较大，最厚处甚至达 3~4m。设备管线穿越处成为防辐射屏蔽较为薄弱的区域。华西天府医院直线加速器区域将穿越主体结构的管线做成"S"形或"V"形，尽量避免射线直接穿越。预埋管道弯折大样见图 6-2-3、图 6-2-4。此外，这些区域往往属于大体积混凝土施工，无法一次浇筑成型，应将分次浇筑交接处做成"Z"形或者"凸"字形，防止分次浇筑处成为放射屏蔽薄弱点。华西天府医院施工缝做法示意图见图 6-2-5。

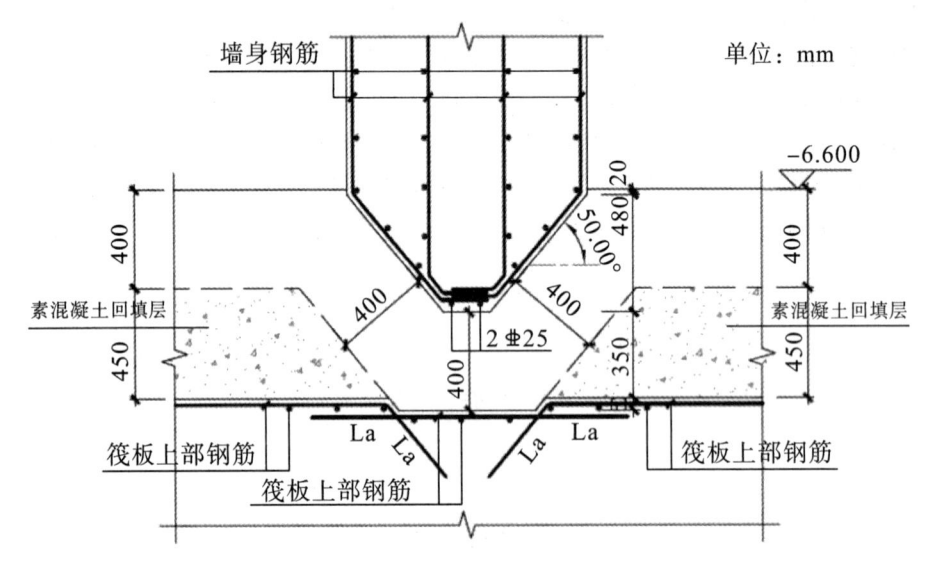

图 6-2-3 预埋管道弯折大样（1）

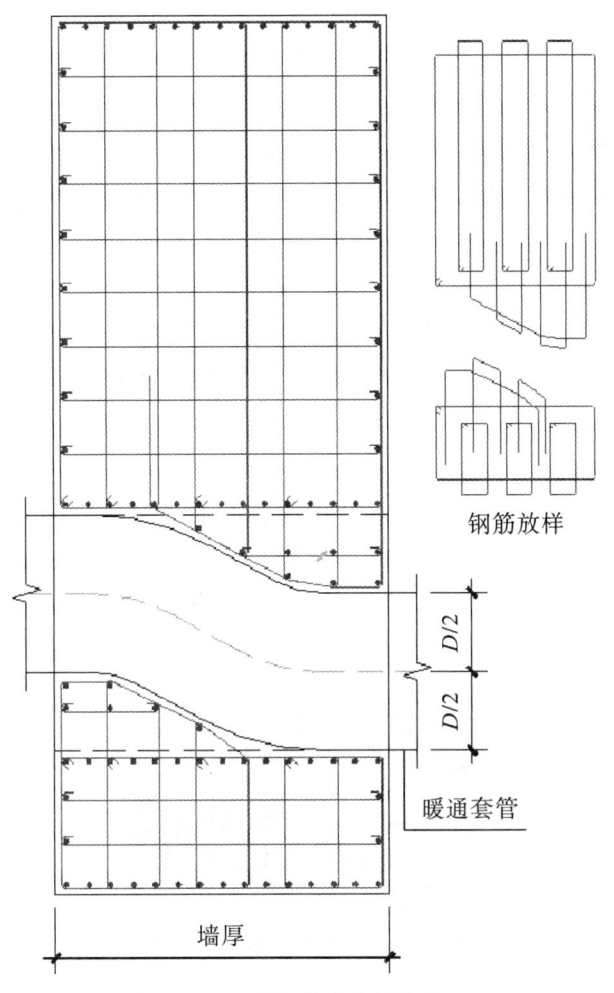

图 6-2-4　预埋管道弯折大样（2）

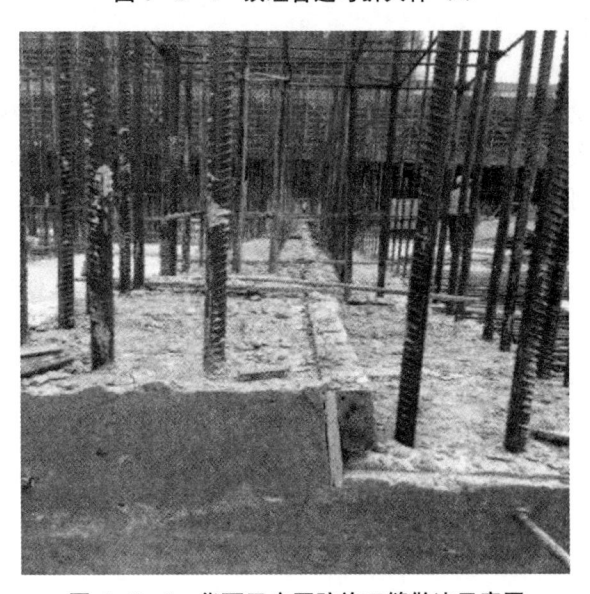

图 6-2-5　华西天府医院施工缝做法示意图

(三) 大型医疗设备用房减振措施

对楼面振动或噪声敏感的设备房间可采用减振措施。最简单的减振措施为采用铺设地毯、橡胶底板等弹性材料以减小楼板本身的振动，如采用上述方式仍不能解决问题，则可采用浮筑楼板。浮筑楼板有多种做法，较为常见的为弹簧隔振浮筑楼板技术（图6-2-6及图6-2-7）。

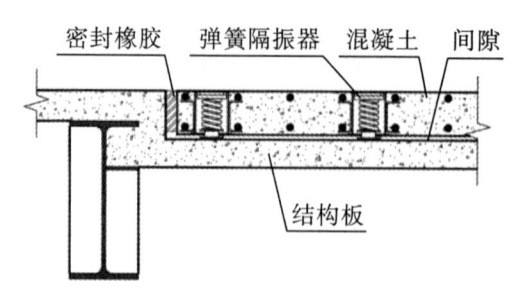

图6-2-6 弹簧隔振浮筑楼板技术示意图

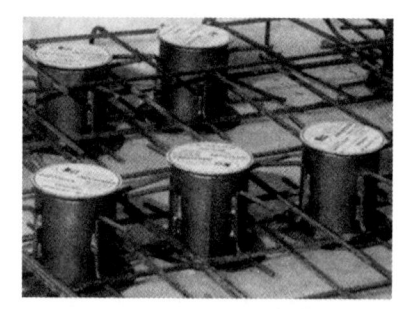

图6-2-7 浮筑楼板现场照片

四、案例总结

对于大型放射设备，在设计阶段需充分收集常见的设备参数资料，尽量保证荷载和预留预埋满足大多数厂家的要求。应在主体结构设计阶段考虑设备运输通道，解决后期安装及更换困难的问题，并在结构设计中采取一系列细部构造措施避免防辐射隔墙对主体结构抗震性能产生不利影响，同时也应保证防辐射屏蔽的可靠性。对于对振动敏感的重要的医疗用房，必要时应采取减振措施，减小楼面振动或噪声对医疗用房的影响。

案例三

医院常用Ⅲ类射线装置放射防护工程建设与评价

一、案例背景

（一）医院常用Ⅲ类射线装置

根据《射线装置分类》中射线装置对人体健康和环境的潜在危害程度，射线装置分为Ⅰ类射线装置、Ⅱ类射线装置、Ⅲ类射线装置。Ⅲ类射线装置主要包括四类，分别为"医用X射线计算机断层扫描（CT）装置"（以下简称CT类装置）、"医用诊断X射线装置"（以下简称DR类装置）、口腔（牙科）X射线装置和放疗模拟定位装置。另外，核医学科PET-CT装置和SPECT/CT装置也属于Ⅲ类射线装置。

（二）Ⅲ类射线装置的使用情况

Ⅲ类射线装置是医院配置数量最多、使用最广泛的射线装置。对某市223家放射诊疗机构放射卫生管理现状的分析发现，DR类装置（均为Ⅲ类射线装置）占比达到95%，设备质量控制检测合格率为91.8%，防护检测合格率为98.4%。另一项在某市放射诊疗设备性能及工作场所放射防护水平的抽查报告中，发现一级医院工作场所放射防护水平监测合格率仅为87.50%，二级医院工作场所放射防护水平监测合格率仅为90.91%。

（三）射线装置机房防护建设要求

《放射诊断放射防护要求》（GBZ 130—2020）中机房建设相关要求如下。

1. 机房选址：远离儿科、食堂、妇产科以及人流密集区域，机房设置在独立的建筑或建筑底层靠角落位置。
2. 不同类型的X射线装置机房的长宽和面积需要满足相应要求，同时机房四壁、房顶和地面的放射防护水平也需要达到最低防护水平的铅当量要求。
3. 射线装置机房在建设过程中需要按照生态环境保护部门、卫生行政部门和国家相关法律法规的要求开展项目建设评价，最大限度地保证医护人员和公众的安全。

二、建设难点

结合射线装置质控、检测要求和实践经验，Ⅲ类射线装置防护工程建设过程中的主要难点如下。

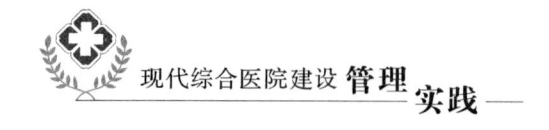

（一）安全连锁

按照《医用X射线诊断放射防护要求》，在X射线设备机房门外设置醒目的工作状态指示灯，机房门应有闭门装置，且工作状态指示灯和与机房相通的门能有效联动。联动装置的设置包括门机和门灯两种方式。门灯只需要安装一个工作状态指示灯，保证其正常工作即可；门机需要适宜的电压、电流环境，预留与设备相连进行联动的线路，并将其与工作状态指示灯相连，以保证正常工作。实际工作中容易出现未预留设备相连的线路、无人安装该连接装置，或安装的电源环境不满足安装环境要求等问题。另外，CT类装置价格较高，一旦错误安装，可能导致设备故障等。这些问题导致医院在进行射线装置核技术利用项目评价时不符合要求。

（二）机房门的防护

机房门种类较多，应根据使用场景和防护需求选择。由于CT的辐射剂量相对高，若机房门四周的缝隙或开合处的缝隙防护不到位，在设备工作时会导致周围环境的辐射剂量超标，从而导致职业病危害控制效果评价不满足要求。

（三）观察窗的防护

为便于观察患者情况，在CT类装置和DR类装置机房和控制室之间设置铅观察窗，观察窗四周和墙壁之间因施工工艺可能产生缝隙，应特别关注施工工艺和产品质量，避免导致射线的泄漏，或因观察窗铅当量不足、破损毁坏等，导致达不到防护要求。

（四）泄压口的防护

为保证射线装置发生火灾意外时的安全，采用气体灭火的射线装置机房需设置泄压口，设计要求参考《气体灭火系统设计规范》（GB 50370—2005）。当机房内发生火灾时，机房内短时间会产生压力差，通过泄压口排出气体降低机房内压力，因此泄压口是一个可与周围环境直接相通的区域，成为防护的重点位置。

（五）手指骨密度仪的防护问题

手指骨密度仪是医院开展体检业务常用的一种X射线装置。手指骨密度仪相较于CT类装置属于一种低能量的X射线装置。射线装置的管线电压电流和产生的辐射剂量正相关，手指骨密度仪的辐射剂量相对也较小，受检者单次检查的受照剂量为$0.012\mu Sv$。由于辐射剂量低，在工作中非常容易忽视防护问题，但是由于手指骨密度仪一般采用同室操作的方式，工作人员、受检者和射线装置在同一个房间，职业病危害控制效果评价检测发现，该装置工作时，如防护不当，距离设备30cm处的辐射剂量可达到$3\sim5\mu Sv/h$，超过国标$2.5\mu Sv/h$的要求。

三、解决方案

(一) 安全连锁

明确安装连锁装置各方的职责。设备厂家需提前预留线路。设备厂家、机房防护部门和医院基建部门等各方协调时间，共同安装连锁装置，避免错误安装，同时提前配置符合安装环境要求的电压和电流。利用设备自带的曝光时间控制、温度控制等连锁装置和防止过量照射的自动终止装置。此外，还应设置紧急制动装置，以便在 CT 扫描出现意外事件时能切断设备电源，避免过量照射。在日常使用中，医护人员需要定期检查，保证工作状态指示灯及灯箱上"射线有害 灯亮勿入"的警示语和各种连锁应急装置处于工作状态。工作状态指示灯见图 6-3-1。

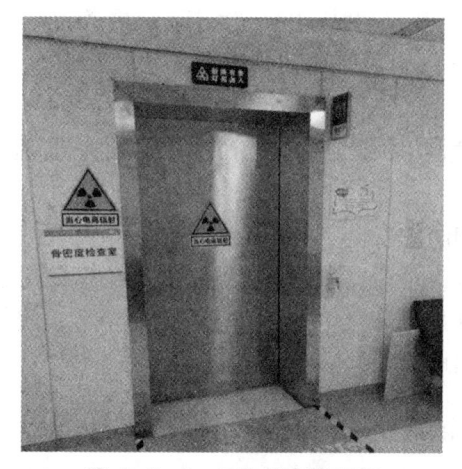

图 6-3-1 工作状态指示灯

(二) 机房门的防护

对射线装置机房建议选择自动平移门，其缝隙更小，可以最大限度地减少射线泄漏和散射，对手术室 DSA 机房和核医学科 PET-CT 机房及 SPECT/CT 机房也适用。不论使用哪种类型的防护门，务必使门高度契合，不留缝隙，避免射线泄漏。此外，机房门还需注意：①开关可电脑控制、按钮控制和手动控制，支持总线接口，在电脑上显示门状态，并在门上 LED 屏幕显示工作状态。②具有位置传感器和红外探测器，如果在关门过程中有人员接近或触碰门，则门应停止关闭并自动打开，同时具有运行行程、限位、时间保护等功能。

(三) 观察窗的防护

为避免因观察窗破损等导致的防护问题，建设方需反复强调防护设备设施的重要性。对于玻璃类型的铅防护用品，务必妥善保管并小心施工，避免损坏。建设单位管理人员需加强日常巡视督查，发现问题及时处理。

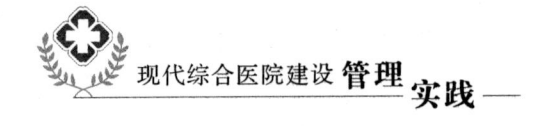

（四）泄压口的防护

泄压口是射线机房辐射安全防护容易忽视的一个位置，在射线装置机房建设中必须高度重视，并采取必要的防护措施：一是在泄压口的机房内侧增加铅防护罩，二是在泄压口使用含铅材料制成的铅百叶。

（五）手指骨密度仪的防护方案

对于手指骨密度仪的防护有两种方案：一是设置为隔室操作，这样可以最大限度地减少对工作人员的辐射剂量，但是会增加基建成本，需要在建设初期就按照隔室方案进行设计施工或者由具备条件的单位进行改建。二是对于已建成投用的设备可以采用在射线装置和工作人员中间增设铅屏风的方式进行防护，并且加强对工作人员的培训，严密防护。同时，为了增加防护效果，可以适当调整检查部位铅方巾的尺寸和防护铅当量，将厂家原厂配置的防护巾尺寸从 20cm×15cm 更换为 25cm×20cm，铅当量从 0.25mmPb 增加到 0.5mmPb，以提高防护效果。

四、Ⅲ类射线装置环保和卫生评价许可事项办理流程

射线装置安装调试和防护安全工程建设均完成后，需开展环保和卫生评价，取得辐射安全许可证和放射诊疗许可后，射线装置方能投入临床使用。对于Ⅲ类射线装置，辐射安全许可证可向区（县）或市级生态环境主管部门申请，放射诊疗许可向颁发医疗机构执业许可证的主管部门申请。

（一）环保评价及辐射安全许可证的办理流程

按照《中华人民共和国职业病防治法》，建设项目的职业病防护设施需与主体工程同时设计、同时施工、同时投入生产和使用。因此，在项目施工建设前，需针对项目建设所带来的辐射安全问题进行环境影响评价，并根据《建设项目环境影响评价分类管理名录（2021年版）》的规定，编制《新建核技术利用项目环境影响报告表》或《新建核技术利用项目环境影响登记表》，同时提交给区（县）或市级生态环境主管部门（建设中有Ⅱ类射线装置时，需向省级生态环境主管部门报批）审批，取得批复后，方可施工建设。

建设完成后，按照环评要求准备辐射场所的相关制度、防护用品、警示标志、门机连锁装置、人员等，并提交辐射安全许可证办理申请。目前国家层面已统一建立了"全国核技术利用辐射安全申报系统"，申请均通过该系统提交。四川省要求同时提交纸质材料，生态环境主管部门会组织辐射安全管理专业的专家进行现场勘查，并对相关资料进行核实。检查中存在的问题需按要求整改，符合标准后发给辐射安全许可证，全程需要5~8周。Ⅲ类射线装置辐射安全许可证办理流程及时间见图6-3-2。

图 6-3-2　Ⅲ类射线装置辐射安全许可证办理流程及时间

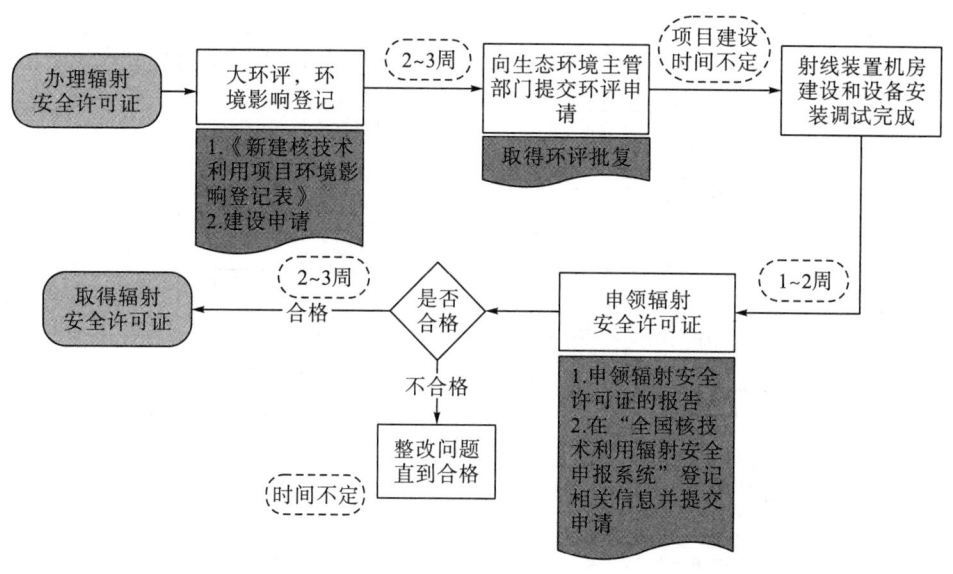

（二）卫生评价及放射诊疗许可的办理流程

根据《放射诊疗建设项目卫生审查管理规定》第五条，"建设单位应当在可行性论证阶段和竣工验收前分别委托具备相应资质的放射卫生技术服务机构编制放射诊疗建设项目职业病危害放射防护预评价报告和职业病危害控制效果放射防护评价报告"，在Ⅲ类射线装置建设的初期需对该项目进行"职业病危害预评价"，编制《职业病危害预评价报告书》，提交给卫生行政部门并取得预评价批复后方可施工建设。

根据《中华人民共和国职业病防治法》第十八条规定，"建设项目在竣工验收前，建设单位应当进行职业病危害控制效果评价。医疗机构可能产生放射性职业病危害的建设项目竣工验收时，其放射性职业病防护设施经卫生行政部门验收合格后，方可投入使用"，项目建设完成后，邀请第三方评价公司开展Ⅲ类射线装置职业病危害控制效果评价（以下简称"控评"）和竣工验收。评价主要依据《医用X射线诊断放射防护要求》中对于设备性能、设备机房防护设施、医用X射线诊断防护安全操作以及X射线设备及场所的防护检测要求。控评和竣工验收两项工作可同步开展，待评价通过后，编制《射线装置检测报告》和《职业病危害控制效果评价报告》，并向卫生行政部门提交申请竣工验收和放射诊疗许可。卫生行政部门会组织疾病预防控制和放射诊疗专业的专家进行现场勘查，按照相关要求对项目建设勘察资料进行核实，对存在不符合要求的地方提出整改意见，直至评价合格，发给放射诊疗许可，并将射线装置的详细信息登记在医疗机构执业许可证副本中。全程不计基建和设备安装调试整改等，需要2~3个月。Ⅲ类射线装置放射诊疗许可办理流程见图6-3-3。

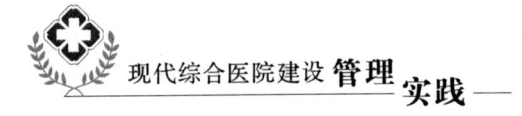

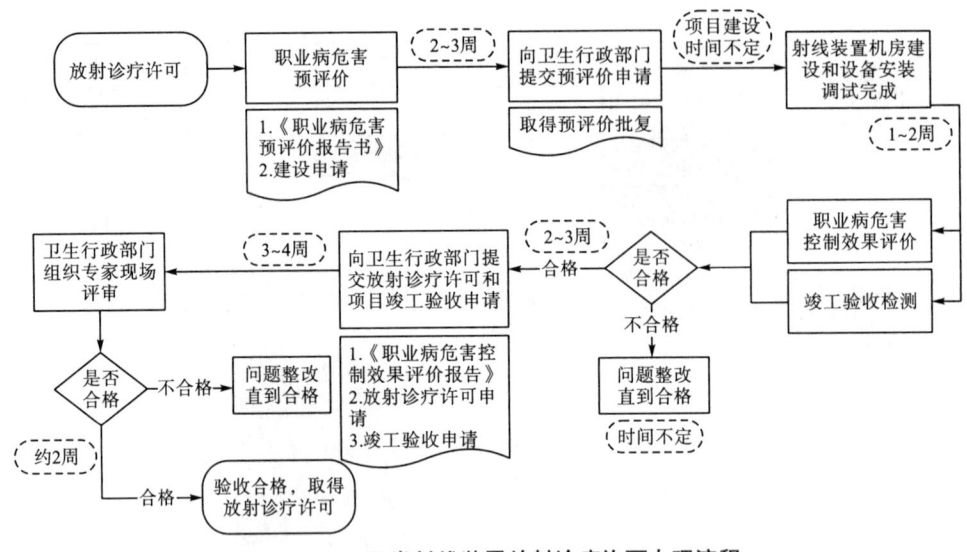

图 6-3-3　Ⅲ类射线装置放射诊疗许可办理流程

五、案例总结

射线装置放射防护工程建设涉及医院多个管理部门、多个业务科室、第三方评价公司、设备供应商、工程师以及基础建设和防护工程建设团队，需要大家统一思想、分工协作、互通有无、互相督促、相互支持、密切配合，方能完成。

射线机房建设及评价中涉及的防护问题较多，需要学习国家环保和卫生标准制度、法律法规。项目设计单位、参与基建单位和医院管理人员均需熟练掌握相关内容，严格按照标准规范的要求，甚至高于标准规范的要求开展项目建设，做好防护工程，并在评价中反复核对相关工作细节，避免差错。

在项目建设完成后，仍然要时刻牢记防护要求，加强人员培训，并根据医院实际情况，不断自查自纠，完善和优化防护方案和措施，力求使防护最大化。

参考资料

[1] 沈舞婷，范衍琼，马争.某市223家放射诊疗机构放射卫生管理现状分析[J].中国辐射卫生，2020，29（4）.

[2] 潘志伟，闵之藤，李翠玲，等.武汉市医疗卫生机构放射诊疗资源现状调查分析[J].工业卫生与职业病，2021，47（5）.

案例四
医院常用Ⅱ类射线装置放射防护工程建设与评价

一、案例背景

(一) 临床常用的Ⅱ类射线装置

根据《射线装置分类》，Ⅱ类射线装置主要有粒子能量<100Mev 的医用加速器、制备正电子发射计算机断层显像装置（PET）放射性药物的加速器、X 射线治疗机（深部、浅部）、术中放射治疗装置和血管造影用 X 射线装置五类。

临床常用的Ⅱ类射线装置有两大类：一是医用加速器，如医用电子直线加速器（能量 5~40MeV）、术中放射治疗装置和制备 PET 显像用放射性药物的加速器；二是血管造影用 X 射线装置，包括用于心血管介入术、外周血管介入术、神经介入术等的 X 射线装置，以及具备 DSA 功能的设备。

(二) Ⅱ类射线装置的使用情况

Ⅱ类射线装置在临床上主要用于介入诊疗、肿瘤放射治疗，三级医院和肿瘤专科医院广泛配置，对于医护人员的技术能力和医院整体配套有一定的要求，应用不如Ⅲ类射线装置广泛。例如，武汉市各级医院 2017 年拥有射线装置 1808 台，放射治疗设备 56 台，介入放射学设备 110 台，合计占比 9.18%；天津在 2015 年的调查中两类设备合计 85 台，占比仅 6.38%。随着肿瘤放射治疗技术的进步和微创介入诊疗技术的不断发展，Ⅱ类装置的数量不断增长，应用范围也在不断拓展。

(三) Ⅱ类射线装置机房防护建设要求

放射治疗机房的选址、机房面积和长宽、机房防护要满足《放射治疗机房的辐射屏蔽规范 第 1 部分：一般原则》（GBZ/T 01.1—2007）、《放射治疗机房的辐射屏蔽规范 第 2 部分：电子直线加速器放射治疗机房》（GBZ/T 201.2—2011）、《放射治疗放射防护要求》（GBZ 121—2020）的要求，保证在加速器迷宫门处、控制室和各加速器室墙外 30cm 处的周围剂量当量率不大于 2.5μSv/h。由于放射治疗加速器体积和重量大，在设备机房建设中，需要提前规划好设备的转运或吊装路线。DSA 设备机房的建设与Ⅲ类射线装置相似，参考《医用 X 射线诊断放射防护要求》中的相关要求即可。

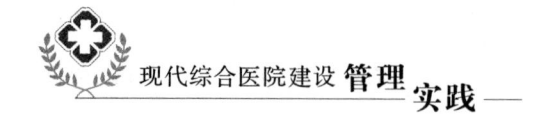

二、建设难点

Ⅱ类射线装置中介入诊疗设备的防护要求大体和CT类装置相似,但是存在设备工作时人员和设备在同一房间(同室操作)的情况,因此在放射防护设备设施方面与Ⅲ类射线装置存在差别,使用过程中也存在人员合理防护的问题。

放射治疗常规分割剂量为2Gy/次,侯超等的研究中多期CT检查最高剂量为35mSv,而在立体定向放射治疗(stereotactic body radiotherapy,SBRT)中放射剂量更高,单次剂量可以达6～30Gy。因此Ⅱ类射线装置,尤其是放射治疗机房建设的放射防护水平更高,对于机房有特殊的设计要求,土建也需要预留条件的设计,并采用防止患者超剂量的设置,从而保障辐射安全。

三、解决方案

(一)DSA使用的放射防护

使用DSA开展介入诊疗时,常需要操作者在机房操作,此时为减少操作者接受的辐射剂量,DSA设备常规配置了铅巾、铅挂帘和铅屏等,利用防护设备进行规范的防护。

介入诊疗工作人员,如介入医师、放射技师、麻醉和护理人员,需穿铅衣、佩戴铅眼镜、戴铅帽和铅围脖,正确规范使用铅防护用品,做好个人防护。在DSA介入诊疗操作中,任何人不得随意按动DSA机器上的按钮。术中应尽可能缩小照射野,操作者熟练操作,减少受照时间及累计曝光时间。尽量减少曝光时在机房内的人员数量和停留的时间,操作时注意选择合适的站位点,尽量扩大与受照位置的距离。

刘红卫的研究发现,各介入工作人员操作位经个体防护裙覆盖及铅玻璃屏风屏蔽后可减少X线辐射(屏蔽效果)92.51%～96.21%,平均屏蔽效果可达94.36%。

(二)放射治疗机房的放射防护

1. 放射治疗机房的特殊设计。

1)迷道:在放射治疗机房患者出入口增加一道防护墙,形成迷道(图6-4-1),避免射线对机房门的直接照射,增强防护效果。

2)取消观察窗:放射治疗机房不再使用CT/DR机房常用的铅观察窗。一是减少观察窗带来的防护不严密问题,二是铅防护窗使用的铅玻璃难以达到放射治疗的防护值,故采用视频监控的方式观察患者。

3)土建预留条件的特殊设计参考本章案例一。

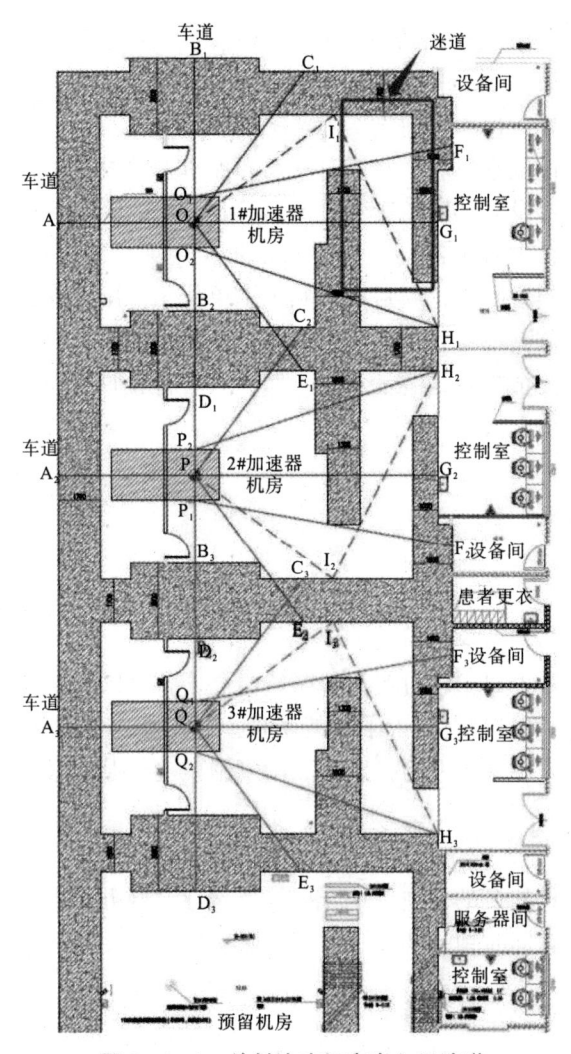

图 6-4-1 放射治疗机房出入口迷道

2. 防止患者超剂量的设置。

1) 参数预设值联动：控制台可以显示辐射的类型、照射时间、吸收剂量及吸收剂量率等。启动照射并选择照射参数时，需与显示值联动。

2) 冗余：配备两套独立的辐射剂量监测系统，每套系统均可单独终止照射，当吸收剂量达到预选值时均可终止照射。

（三）Ⅱ类射线装置项目建设和评价流程

Ⅱ类射线装置的辐射安全许可证和放射诊疗许可两项资质办理流程和Ⅲ类射线装置基本相似，存在两点细微差别：一是辐射安全许可证的办理需通过省级生态环境主管部门审批；二是在取得辐射安全许可证后需进行建设项目竣工环境保护验收检测。由于管理部门升级为省级生态环境主管部门，办理时间一般较Ⅲ类射线装置长。另外，直线加速器建设防护要求高，可能出现的问题增多，评审中若出现部分整改项目，时间会更长。

建设项目竣工环境保护验收流程：按照《建设项目竣工环境保护验收暂行办法》（国环规环评〔2017〕4号），Ⅱ类射线装置在取得辐射安全许可证后，需组织开展建设项目竣工环境保护验收，将项目建设实际情况与环评要求及《环境影响报告表》进行对照评价，包括项目建设基本情况、建设过程及环保审批情况、工程变动情况、环境保护措施落实情况、工程建设对环境的影响，形成验收结论，明确后续要求，持续加强运行期间的辐射安全管理，内容编制在《新建核技术利用项目竣工环境保护验收监测报告表》中，并组织相关领域专家、项目设计和施工单位、使用科室、医院管理部门等进行自主验收，对《验收监测报告表》进行审查，并在完成验收后5个工作日内将验收意见及《验收监测报告表》全文进行公示，公示期结束后将验收报告在全国建设项目竣工环境保护验收信息系统中上报。

四、案例总结

（一）防护最大化，人员受照最小化

Ⅱ类射线装置的防护要求较Ⅲ类射线装置更高，符合国家相关标准。不管是加速器机房还是DSA机房，都应进行最大限度的防护。满足标准、保证辐射安全是底线。医护人员应高度重视自身和患者的防护，最大限度地减少受照剂量。

（二）防护最优化，临床工作最便捷

辐射安全项目建设的目的是更好地开展临床诊疗，服务于患者，诊疗中可不断优化防护措施、精进业务，同时项目建设也需要满足临床工作便捷适宜的需求，以提高工作效率。

参考资料

[1] 潘志伟，闵之藤，李翠玲，等．武汉市医疗卫生机构放射诊疗资源现状调查分析[J]．工业卫生与职业病，2021，47（5）．

[2] 郝欣欣，于信波，阮水富．天津市放射诊疗设备配置现状与对策[J]．中国公共卫生管理，2016，32（6）．

[3] 侯超，张晓东，刘建新，等．59521例CT检查辐射剂量分析[J]．放射学实践，2016（12）．

[4] 吴凡，唐斌，杨凤，等．三种验证设备在立体定向放射治疗的剂量验证结果分析[J]．中华放射医学与防护杂志，2022，42（9）．

[5] 刘红卫．介入诊疗工作人员安全操作时间探讨[J]．中国辐射卫生，2006，15（3）．

案例五
核医学科的放射防护工程建设与评价

一、案例背景

（一）核医学科简介

核医学科将核技术应用在医学领域，使用放射性核素诊断、治疗疾病和进行医学研究。我国核医学起步较晚，当前面临学科发展薄弱、医用放射性核素及放射性药物临床供给不足、专业技术人才欠缺等问题。核医学科的建设发展是国家发展规划，对于健康中国战略的实施具有重要意义。根据《医疗机构基本标准（试行）》，三级综合医院、三级心血管病医院、三级肿瘤医院等均应当设置核医学科，提供相应的诊疗服务。2021年6月24日，国家原子能机构联合生态环境主管部门和科技部等8部门发布了《医用同位素中长期发展规划（2021—2035年）》，加快推进核医学科建设，预计2025年实现三级综合医院核医学科全覆盖，到2035年实现"一县一科"。

（二）核医学科项目概况

整体上，我国核医学装置配置的数量较少，主要集中在一、二线城市的中心区域或大型医院。例如，截至2015年年底，天津市配置核医学射线装置21台，占射线装置的1.58%；截至2017年，武汉市配置核医学射线装置26台，占射线装置的1.44%。

（三）射线装置机房防护建设要求

核医学科有住院和门诊两个业务板块。住院区主要是住院病房和辅助用房，门诊区包括PET-CT、PET/MRI和SPECT/CT检查设备机房和控制室，药物分装及药物注射室，敷贴治疗室、肾图室、心肌显像、肺通气室、甲亢治疗室、甲吸室等检查室，门诊区储源室，患者等候区，观察室和抢救室等，另有部分医院核医学科配置了回旋加速器用于放射性核素的生产。

参考规范包括《放射诊断放射防护要求》（GBZ 130—2020）、《核医学放射防护要求》（GBZ 120—2020）和《核医学辐射防护与安全要求》（HJ 1188—2021）。

二、建设难点和要点

核医学科项目建设和评价一直是医院辐射安全管理的难点和要点：一是科室使用装置中既有PET-CT设备和SPECT/CT设备这种Ⅲ类射线装置，又有回旋加速器这种

Ⅱ类射线装置，还有PET/MRI设备这种不属于射线装置但是用核素的大型设备。二是基础建设不仅包括设备机房、患者住院病房，还涉及三废处理的管道、放射性废物的暂存场所，放射源、放射性核素的存储间等。三是科室通道和区域的划分要合理，患者等候区和住院区既要兼顾患者的监护，又要减少人员所受的辐射剂量。

三、解决方案

（一）核医学科设备机房建设及防护

PET-CT机房和SPECT/CT机房的建设，依据《放射诊断放射防护要求》（GBZ 130—2020），可参考Ⅲ类射线装置机房建设要求，做好相关的防护工程建设工作。需特别注意PET-CT质控需使用钠-22放射源，需做好放射源的存储和日常管理工作，采取放射源防水、防火、防盗措施，避免遗失。

回旋加速器机房的建设，依据Ⅱ类射线装置中加速器建设的要求，在做好正电子药品的生产、辐射防护的基础上，还需要将药品的质量控制、生产环境、物料流动、三废处理等因素纳入机房建设中，尤其是药品质控符合相关法律法规的要求，如《中华人民共和国药品管理法》《药品生产质量管理规范（2010年修订）》《放射性药品管理办法（2022年修订）》等。

PET/MRI设备不属于射线装置，只是在检查中需要使用放射性核素进行PET显像，防护要求可参考一般的核医学诊断场所。

（二）放射性废物的处理

核医学科放射性废物的处理主要依据《放射性废弃物管理规定》（GB 14500—2002），放射性废液排放后需经衰变池放置一定时间后按照普通废液处理，做好衰变池的规划建设是三废处理中的重点。放射性废物的管理可以依据《核医学放射防护要求》（GBZ 120—2020）中"医用放射性废物的放射防护管理要求"的内容管理：

1. 放射性固体废物：放射性固体废物包括带放射性核素的试纸、敷料、废器械、药瓶、碎玻璃、注射器等。在活性室设立专用废物桶将放射性固体废物分类贮存，设立放射性固体废物暂存、处置管理台账，衰变并经检测达标后按照普通医疗废物交由有资质的单位处理。

2. 放射性气体：液态放射性药物分装时挥发的微量气溶胶，通过通风橱内操作，经过滤后由专用管道排至住院大楼主楼屋顶，排气筒高出屋面。放射性废气排放口使用的过滤网和活性炭属于放射性固体废物，由专人更换，取出后由核医学科进行放射性活度检测，活度大于解控水平，放置于核医学科废物暂存间，低于解控水平后，参照危险废物处理。

3. 放射性废液：放射性废液指含放射性核素的卫生间下水及清洗废水，应通过专用管道排至衰变池中暂存，存放时间按照生态环境主管部门的相关要求，参见《核医学辐射防护与安全要求》（HJ 1188—2021）、《关于核医学标准相关条款咨询的复函》（辐射函〔2023〕20号）。例如，含碘-131的放射性废液可存放180天直接排放，也可存放80余天（碘-131的10倍半衰期），经检测碘-131活度已降至不高于10Bq/L水平，可直接排放。衰变池的设计见案例"医院污水处理专项设计"，依据《建筑给水排水设计标准》（GB 50015—2019），结合门诊患者用水定额（10L/次·人）。碘-131甲癌住院患者（设单独卫生间）用水定额取220L/次·人。以新建医院为例，核医学科放射性废水排放估算表见表6-5-1，核医学科23张床位日产生废水5060L，门诊日产生废水1470L，合计6530L/d（6.53m³/d），按照碘-131的10倍半衰期计算，衰变池的容积要求为522.4m³（6.53m³/天×80天），按照180天存放时间衰变池的容积要求至少为1175.4m³（6.53m³/天×180天）。

表6-5-1 核医学科放射性废水排放估算表

核素名称		半衰期	产生来源	用水量(L/d·人)	排放量(L/d·人)	日最大患者数（人）	日产生量(L/d)
核医学科门诊区	^{18}F	109.7min	排泄、清洗	10	10	30	300
	^{99m}Tc	6.02h	排泄、清洗	10	10	80	800
	^{131}I（甲亢）	8.04d	排泄、清洗	10	10	5	50
	^{131}I（甲吸）	8.04d	排泄、清洗	10	10	10	100
	^{131}I（肾图）	8.04d	排泄、清洗	10	10	10	100
	^{68}Ga	68min	排泄、清洗	10	10	1	10
	^{177}Lu	6.71d	排泄、清洗	10	10	1	10
	工作人员及场所清洗废水			100L/d			100
	核医学科门诊区合计						1470
核医学科住院区	^{131}I（甲癌）	8.04d	排泄、淋浴	220	220	23	5060
总计							6530 (6.53m³/d)

核医学废水的管理尤其要重视患者的宣教，节约用水、减少排放，同时医院对衰变池增设了液位计、独立取样口等，采用监控装置实时掌握衰变池液位的情况，根据工作中实际产生放射性废液的情况及时控制水量，提高衰变池的利用效率和管理质效。

（三）放射源、放射性核素参数的确定

医院核技术利用项目建设单位在进行设计时就会与临床科室、供货厂家、基建工程团队和核技术利用项目三方评价公司共同商议确定相关的参数，保证按照预评价或环评的要求建设项目，采购设备防护用品和放射源、放射性核素等。由于医院负责项目评价的牵头部门多为医院医务管理或者基建等行政部门，其可能未参与项目前期设计，后期评价时对于前期评价确定的参数不熟悉，并对核医学相关参数的理解不到位，加上参数复杂，在组织评价过程中容易出现误差；或者医院在建设中对于部分参数有调整，各方未及时调整相关工作记录并传达相关要求,导致出现误差。因此各方需要注意环节管理,每个环节留有相关管理材料,在建设和评价过程中反复核对,避免误差。对于实在难以确定的参数,在评价时就高不就低,采购使用的量不超过评价的最高量是允许的,但是如果评价的量低了,必须再次评价。

(四)核医学科工作场所分区与防护要求

1. 控制区:分装室、淋洗(兼标记)室、源库室、呼吸实验室、肺通气室、注射室、高活洗涤室、低活洗涤室、骨密度检查室、敷贴室(兼敷贴器制作)。对于该区,必须在辐射防护屏蔽的设计、防护器材的选择、设备的安装调试以及运行维护检修过程中对放射源的防护与安全措施等进行综合考虑,满足防护要求,安装辐射安全报警装置与监控系统,保证医护人员的职业照射与公众所受的照射降低到可接受的水平。

2. 监督区:肾图甲测定室、SPE-CT检查室与控制室、患者休息室、放射性固体废物储存室。该区与控制区之间需要进行防护隔离设计,考虑操作方便,安装辐射安全监控系统,对医护人员职业照射进行监控,对个人剂量进行分析评价。就放射性固体废物储存室单独进行辐射防护、废物分拣、安全报警、自动监控。

(五)核医学科防护用品的准备

核医学科住院病床之间、候诊区需放置铅屏风,避免检查者在注射显像剂后互相照射。另外,在放射源和放射性药物的存储间需要安装固定式剂量报警仪、入侵报警装置、相关的监控设备,保证放射源和放射性药物的安全性。同时核医学科不同区域之间避免交叉,分别设置门诊患者通道、住院患者通道、医护人员通道、药品通道和放射性废物通道。

四、核医学科项目建设和评价流程

(一)辐射安全许可证的申领

目前申领辐射安全许可证均通过全国核技术利用辐射安全申报系统进行,申请单位完善辐射工作单位基本情况、辐射安全活动的种类和范围、台账和辐射工作人员信息即可,并按照《放射性同位素与射线装置安全和防护条例》第七条的要求准备证明材料,由省级生态环境主管部门进行辐射安全许可证的审批办理。

同时,申报材料中的辐射防护用品和科室上墙制度等应满足使用需求,进行校验,反复确认PET-CT设备和SPECT/CT设备等重要设备的型号参数、放射源和非密封放射性物质的活度信息和环评批复保持一致。

省级生态环境主管部门收到申请后,将组织辐射安全管理和放射卫生专家进行现场勘验,并对相关资料进行核实。检查中存在的问题需按要求整改,符合标准后发给辐射安全许可证。科室开展业务后需组织验收,流程和要求可以参考Ⅱ类射线装置环保验收。

(二) 放射源转让审批

以美国进口的钠-22放射源为例,该放射源用于PET-CT质控校准。转让审批流程如下:办理转让审批,需取得辐射安全许可证,完善相关的协议(5份,EUS等)(务必准确核实相关的放射源信息参数),在全国核技术利用辐射安全申报系统线上申请,同时向生态环境主管部门提交纸质申请材料,审批通过后向商务部申请进口,成功后国外备货预定航班到国内。到国内后需到公安部办理转运手续,指定运输路线,到院验收。验收完成后需同时向省级生态环境主管部门办理到货备案。

除钠-22放射源外,核医学科还常使用锶-90、钇-90放射源敷贴器治疗疾病。该放射源可由国外生产,国内转让审批,审批流程和钠-22放射源大致相似,审批机构为省级生态环境主管部门。

(三) 放射性药物及其原料转让审批

放射性药物及其原料的信息登记在辐射安全许可证的非密封放射性物质信息中,其转让审批的流程和所需的材料与放射源的转让审批相似,也是在省级生态环境主管部门办理。此外,按照《放射性药品管理办法》的要求,用于临床诊断或者治疗的放射性核素制剂或者其标记药品,在临床使用前需办理放射性药物使用许可证,具体办理流程和所需材料参照当地药品监督管理部门的要求。

(四) 放射卫生许可

核医学科开展业务除需取得辐射安全许可证外,还需经过放射卫生评价,取得卫生行政部门审批的放射诊疗许可,办理流程和管理要求与辐射安全管理要求相似,在项目建设前期需进行职业病危害预评价并取得卫生行政部门的批复,项目按照放射卫生防护要求建设。医院在取得辐射安全许可证以及放射源、放射性核素和药品的使用许可后,可以组织第三方公司开展放射设备的性能检测,完成职业病危害控制效果评价并进行放射卫生验收,控评和验收可以同时开展,完成后可以取得放射诊疗许可,之后设备方可投入临床使用。

(五) 项目建设概况

华西天府医院核医学科环保辐射安全许可和放射卫生许可流程见图6-5-1。

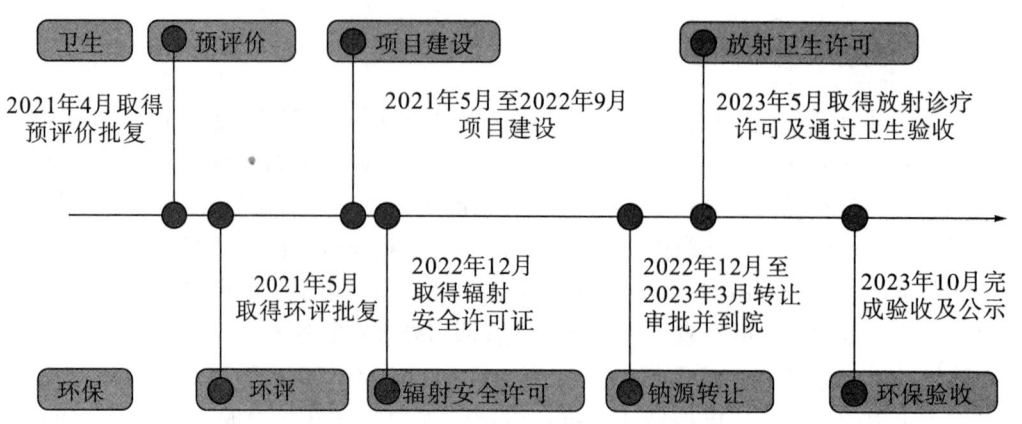

图 6-5-1 华西天府医院核医学科环保辐射安全许可和放射卫生许可流程

五、案例总结

1. 专业性是保障安全的基础。核医学科项目建设和评价对于防护专业知识要求较高，相关的设计、建设单位和辐射安全管理部门均必须具备相关领域的专业知识，不断学习，保障工作的专业性。同时，选择项目评价单位时，需要与经验丰富的卫生评价和辐射安全评价公司合作，减少评价中的误差。专业性是保障核医学科工作场所、建设机房、放射源等安全的基础。

2. 注意过程细节，确保项目建设和评价的一致性。核医学科建设中涉及的放射源、放射性核素和场所核素操作量等参数，需要在各个环节精确核对，按照评价和批复进行建设，避免因参数不一致导致再次评价，影响项目整体的建设周期，增加建设成本。

3. 牢固树立底线意识。核医学科建设中可能面临建设效率和辐射防护无法兼顾的矛盾，有时为了更佳的防护效果需要重新建设，甚至需要重新开展环保卫生的评价许可。此时各方需要正视存在的问题，积极整改，毫不松懈，即使业务已经开展，若出现需要整改的情况仍需积极整改，将辐射安全放在第一位。

参考资料

[1] 王舒颖，赵泽雨.《医用同位素中长期发展规划（2021—2035 年)》正式发布 [J]. 中国核工业，2021（6）.

[2] 潘志伟，闵之藤，李翠玲，等. 武汉市医疗卫生机构放射诊疗资源现状调查分析 [J]. 工业卫生与职业病，2021，47（5）.

[3] 郝欣欣，于信波，阮水富. 天津市放射诊疗设备配置现状与对策 [J]. 中国公共卫生管理，2016，32（6）.

第七章 大型医疗设备规划与建设

众所周知，医疗设备的先进程度已经成为评价现代化医院的重要因素之一，在医院建成前需完成对各学科医疗设备的规划。其中，各类大型医疗设备从配置论证到安装验收，具有时间跨度长、参与部门多以及管理复杂等特点。

案例一
数字减影血管造影系统的建设实践

一、案例背景

继传统外科手术后，介入治疗成为临床重要的治疗方法，越来越多的临床专业开展了介入手术。随着手术量增加，医院对数字减影血管造影（digital subtraction angiography，DSA）设备的需求急剧增加。目前，复合手术室中 DSA 设备的配置及建设已成为一个重要的研究方向。本案例主要介绍复合手术室中 DSA 设备建设工作中遇到的难点和采取的解决方案。

二、建设难点

（一）DSA 设备基础建设规划难点

DSA 设备的选型对安装和使用都会产生不同影响，所以在选购设备时要根据开展手术的类型谨慎评估设备荷载。为实现高质量建设标准，设备与主体结构的连接应尽可能预留预埋，同时根据设备尺寸、固定方式、运动轨迹、空间需求和配套设施等，研判其与既有建筑的结构形式、房间大小以及机电系统是否匹配，防止各种设备因位置在使用过程中互相冲突。除了满足《数字一体化复合手术室技术标准》（T/CECA 20023—2022）、《医用 X 射线诊断放射防护要求》（GBZ 130—2013）等的要求，各设备厂家针对自家产品的特性也有个性化的一些需求，因此设备选型与布局流程、基建设计应当同步进行。

1. 空间需求问题：DSA 设备在建设安装中可能会遇到手术室、控制室及设备间空

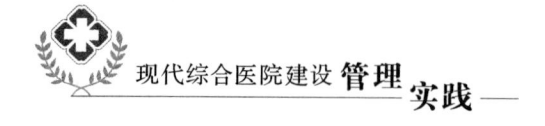

间不足的问题，导致影响手术操作、设备散热和维护等。

2. 用电问题：DSA 设备是高功率设备，必须严格满足设备的供电要求。DSA 设备的用电问题主要体现在以下四个方面。

1）电力供应不足：DSA 设备通常需要较大的电力供应，包括稳定的电压和足够的电流。如果手术室的电力供应不足，可能会导致设备无法正常运行。

2）电源线路布局不合理：电源线路布局不合理可能会导致电线混乱、安全隐患以及维护困难。

3）接地和防雷问题：DSA 设备需要良好的接地系统以确保设备的安全运行，并需要防雷措施来保护设备免受雷电损害。

4）电源稳定性问题：DSA 设备对电源的稳定性要求很高，电压波动或电源中断可能会影响设备的正常运行和图像质量。

3. DSA 设备布局问题。

1）流程设计不合理：手术间的流程设计存在冲突，无法保障医护人员顺畅地进行手术操作。

2）扩展空间不足：在规划和布局时，没有预留足够的扩展空间。

（二）入场准备难点

复合手术室对洁净度要求较高，通常设置在医院所有手术室的最深处，并且 DSA 设备各部件体积较大，因此，合理设计 DSA 设备的入场通道对于复合手术室的建设及日后设备更新尤为重要。在 DSA 设备入场时，通常会遇到以下问题。

1. 设备运输困难：DSA 设备通常体积较大，如果通道狭窄，可能导致设备无法顺利进入手术室或安装位置。

2. 地面承重能力不足：DSA 设备通常较重，如果手术室的地面承重能力不足，可能导致设备下沉或损坏地面。

3. 设备移动问题：DSA 设备通常体积较大且较重，搬运过程中可能遇到移动困难，可能因碰撞或震动导致损坏。

4. 温湿度问题：DSA 设备对环境的温度和湿度有一定的要求，过高或过低的温度都可能影响设备的正常运行。高湿度可能导致设备内部电路短路，低湿度则可能产生静电，对设备造成损害。

除了上述问题外，还可能遇到其他问题，如电源供应不足、网络连接不稳定等。

三、解决方案

（一）DSA 设备基础建设规划解决方案

1. 空间面积规划：为避免出现空间面积问题，复合手术室需要足够宽敞的空间来容纳各种设备和保障医疗团队进行手术操作。根据不同手术类型和设备需求，结合各类手术室的建设标准和实际情况，确保复合手术室具备足够的操作空间和流动空间，合理地规划和布局，提高手术室的工作效率和人员流动性。DAS设备空间需求见表7-1-1。

表7-1-1　DSA设备空间需求

房间类型	参考依据	建议面积	医院实际面积
手术室	1.《数字化手术室建设标准》	70m²	90m²
控制室	2.《数字化百级层流复合手术室的设计与建设》	30m²	30~45m²
设备间	3.《医用洁净装备工程实施指南》	20m²	15~30m²

2. 用电解决方案。

1）评估电力需求：在安装DSA设备前，应评估手术室的电力需求，确保手术室的电力供应能够满足DSA设备的运行要求。如有需要，可以升级手术室的电力设施。

2）合理规划电源线路：应根据手术室的布局和设备需求，合理规划电源线路的走向和布局。采取合适的电线规格和防护措施，确保电线整齐、安全。

3）完善接地和防雷措施：确保DSA设备的接地系统完善，接地电阻符合要求。同时，采取适当的防雷措施，如安装避雷器、浪涌保护器等，以保护设备免受雷电损害。

4）稳定电源供应：可以采用不间断电源（UPS）或稳压电源等设备，确保DSA设备核心部件的电源供应稳定。同时，定期检查和维护电源设备，确保其正常运行。

DSA设备一般要求单独的三相五线380V供电，对功率、线径、断路器、接地、配电柜均有明确要求，应严格遵循。由于复合手术室内除DSA设备外还涉及使用移动CT、体外循环机等用电量大的设备，因此在规划时需预留足以支撑多数设备同时使用的电容，其电气应符合《医院洁净手术部建筑技术规范》（GB 50333—2013）要求。

3. 设备规划与布局解决方案：规划时需根据复合手术室的功能需求，合理安排DSA设备及其他医疗设备的位置，考虑各设备的位置和布局，保证设备之间的合理距离和操作空间。复合手术室一般分为三个房间：控制室、手术室、设备间。

控制室的设施包括图像处理器、电脑等。设备间的设施包括高压发生器、系统控制柜、冷却装置、电缆柜等。手术室的设施包括手术床、DSA设备扫描架、监视器、无影灯、铅屏风、外科塔、麻醉塔、智能电子显示屏、心电监护仪、无菌移动台、护士工作站、护士书写台、情报面板、全景相机、气源箱、插座箱、麻醉柜、器械柜（导管柜）、药品柜等，根据使用需求选择设备。

因DSA设备为大型设备，需要一定的空间来容纳，安装前需再次对上述所涉及设备的位置进行综合考虑，避免出现实际安装位置与设计误差导致的设备位置冲突。安装过程中需要注意各部件悬吊、摆放的水平度控制，穿线是否有序和整洁，接头连接是否牢固等。在设备安装前发现部分吊塔、显示屏位置可能出现阻碍DSA设备运行并发生碰撞的风险时，可以进行临时调整，需与放射科技师、手术医生、施工方、设备厂家共同协商，寻找解决方案，确定DSA设备安装位置，对可能产生影响的吊塔、吊臂进行位置及角度调整，保障术中顺利操作。考虑到在复合手术室开展手术期间需频繁更换设备，因此，其他设备应尽量选择台车的方式安装。

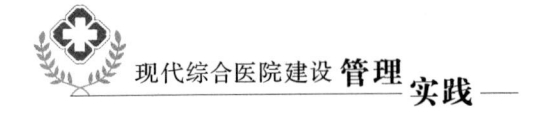

（二）入场准备解决方案

1. 确保施工现场的空间能够容纳 DSA 设备通过，并提前规划好通道和出入口，保证设备能够顺利通过门口、楼梯或电梯等狭窄空间。在规划设计时，要考虑设备的尺寸、重量和规格，避免出现无法通过而损坏其他基础设施的情况。在承重方面，因为 DSA 设备的自重很大，一般要求楼板的承重在 500kg/m² 以上，如果不符合要求，应做相应加固。

2. 在设备进入施工现场之前，需要确保施工现场符合设备的环境要求，并做好相应的调节和控制，以保证设备的正常运行和使用效果。对于移动式 DSA 设备，还需确保地坪施工误差在合理范围内。

3. 制订详细的运输和搬运计划，并配备专业的搬运工具和设备。确保设备在运输过程中稳固固定，防止碰撞、摔落或受到损坏。特别是对于重型设备，可能需要使用吊装设备进行搬运，务必遵守相关的安全操作规程。

4. 考虑现场的环境和安全问题，采取必要的防护措施，安装警示标识等。还需对设备进行全面的安全检查和测试，确保设备的功能正常。检查电气系统、机械部件、防护装置等，确保设备可以安全运行，并且不会对操作人员和周围环境造成危险。

四、DSA 设备配置实践中的要点

（一）DSA 设备选型

DSA 设备是一种高精度的医疗设备，其价格昂贵，需要考虑医院的实际需求和预算限制，选择适合的设备型号和配置。DSA 设备按结构类型分为悬吊式、落地式、移动式等。不同的 DSA 设备对相应的场地规划、布局、空间均存在不同的要求。各类 DAS 设备的优点和缺点见表 7-1-2。

表 7-1-2　各类 DSA 设备的优点和缺点

优点和缺点	结构类型		
	悬吊式	落地式	移动式
优点	①机架移动范围大 ②对手术影响小 ③手术人员可灵活站位 ④便于辅助设施的摆放 ⑤地面无需进行特殊加固	①天面设计简洁 ②对净化效果的影响较小	①对手术室结构要求低 ②对手术影响小 ③手术人员可灵活站位 ④便于辅助设施的摆放 ⑤机架移动范围大
缺点	①天面布局设计复杂 ②部分手术设备需要加长尺寸 ③DSA 设备天轨穿越净化送风区域，对净化效果有影响	①机架移动范围小 ②占用手术区域，不便于手术人员站位 ③需移动辅助设施调整手术空间	①对地面平整度要求高 ②易产生伪影

（二）DSA 设备安装验收

复合手术室中 DSA 设备的安装验收需考虑的因素较多，除设备基本性能外，还需考虑其附件、布线、辐射安全、房间温湿度、与其他设备的协同配合等。

1. DSA 设备安装验收准备：在进行 DSA 设备安装验收之前，需要与厂家或安装方确认安装时间和验收标准，并做好相关准备工作，如准备验收人员、验收文件等。需要确保所有设备和材料的准备工作已完成，包括 DSA 设备、附件、操作台、电源插座等，并确保房间环境满足设备的安装要求，房间温度和湿度适宜，地面平整、清洁。设备间应保持恒温、恒湿以及洁净状态，故应在设备间设置较多冷风送风口或预装≥3P 的空调，确保设备正常运行。

2. DSA 设备验收检查：验收人员对 DSA 设备进行详细的检查，包括设备外观是否完好，各个连接部位是否牢固，各功能模块是否齐全，连接线路是否正确，设备是否安装妥当，各个控制按钮和功能是否正常，设备参数是否符合要求，设备及机房布线是否整齐，有无杂乱电线等存在。各电缆通道应牢固安装，电气装置应安全、可靠，箱内所有电器件应固定牢靠并接地。同时，还需验证设备的相关证书和合格证明文件。

3. DSA 设备性能检测。

1）安全性能：验收人员对 DSA 设备的安全性能进行验证评估，包括辐射安全、电磁兼容性、防护措施等方面，检查是否存在辐射泄漏等安全隐患，确保设备在使用过程中不会对人身安全和环境造成危害。

2）功能测试：进行 DSA 设备的功能测试，包括启动和关机过程中的各项指示灯、报警器是否正常工作，各个功能按钮的响应是否准确，并对影像采集、图像质量、实时监测等功能进行测试，评估影像的质量和清晰度是否满足临床需求。可以模拟各种临床案例进行测试，包括血管造影、介入手术等，确保设备能够正常运行并满足指定的性能要求。

五、案例总结

目前各品牌厂家都在结合数字时代特色，尝试打造复合手术室整体解决方案，不仅包括设备选型配置、布局流程、基础建设，也包括云管理平台等数字技术加持的一体化解决方案。通过厂家集成的方式实现"专业的人做专业的事"，不仅降低前期沟通成本，增效提能，还为后期整体维护打下较为良好的基础。无论选择哪种设备、哪种建设方案，各医院都需根据自身的经济水平、当地诊疗需求和发展定位等多方面因素评估后决策。

参考资料

[1] 韩浙，潘教成，宋建华，等. DSA 设备安装与导管室建设要点分析 [J]. 医疗卫生装备，2016，37（8）.

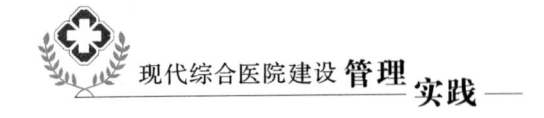

[2] 朱晓童. 前置胎盘合并胎盘植入血清学、影像学诊断价值探讨及介入治疗临床价值分析 [D]. 扬州：扬州大学，2019.
[3] 陆远. 医学工程人员在复合手术室建设中的作用 [J]. 医学装备，2022，33（17）.
[4] 黄邻彬. 3.0T 超导磁共振安装探讨 [J]. 医疗卫生装备，2008，29（11）.

案例二

正电子发射断层显像/电子计算机断层扫描系统的建设实践

一、案例背景

本节主要介绍核医学科的正电子发射断层显像/电子计算机断层扫描（positron emission tomography－computed tomography，PET－CT）设备在配置、安装、调试、现场管理的工作实践中遇到的问题和解决方案。

二、建设难点

（一）PET-CT 设备购置论证中的难点

2023 年 3 月 21 日，国家卫生健康委员会发布的《大型医用设备配置许可管理目录（2023 年）》和《大型医用设备配置许可管理目录（2023 年）政策解读》中指出，本次调整积极落实"放管服"改革要求，对技术成熟、性能稳定、应用规范的设备，积极推动由甲类改为乙类或由乙类调出目录。与 2018 年版目录相比，管理品目由 10 个调整为 6 个，其中甲类由 4 个调减为 2 个，乙类由 6 个调减为 4 个，但 PET-CT 设备仍然归类于乙类医用大型设备，由省级卫生健康委员会负责配置管理。

无论哪一类大型医疗设备的购置都需要大量资金，加之后期运行维护成本高，对医疗机构的经济效益有着直接的影响，不合理的成本投入甚至将间接导致患者医疗费用的增长。因此，对大型医疗设备进行合理科学的配置评估及决策，既是医疗机构降低运行成本、提高精细化管理水平的需要，也是控制医疗费用不合理增长的需要，更是提高患者满意度、加快达到新时代公立医院高质量发展目标的需要。相较于一般的医疗设备，大型医疗设备涉及国家政策要求、安装场地基建、专业人员配备、管理制度建设等方面，因此除了基于经济效益及社会效益的可行性分析，医疗机构应当同时加强对实际配置过程中基础建设与医学工程师共同参与的关注。

1. 准入要求：相较于在《大型医用设备配置许可管理目录（2023 年）》中被移出甲、乙类大型医疗设备的 CT 设备、MRI 设备等，若要配置 PET-CT 设备，国家仍然对医疗机构的工作基础、配套设施、人员及制度方面提出了一定的要求，仍需要省市大型医疗设备配置与评审委员会进行评审，在获得大型医疗设备配置许可证后方能投入运行。PET-CT配置标准指引（2023年版）见表7-2-1。

表7-2-1　PET-CT配置标准指引（2023年版）

项目	内容
机构要求	配置机构相关学科实力较强，能在全国或区域的肿瘤、心血管、神经系统等的疑难病症诊疗方面发挥较强的指导作用
专业要求	具备较强的核医学专业工作基础，具有丰富的单光子发射型断层扫描仪（SPE-CT）临床应用经验
配套设施要求	配套设施完备，相关科室有完善的医疗设备质控体系，具备符合生态环境主管部门要求和临床需求的场地和基础设施、完善的辐射防护设施、合格的放射性药物供应条件和渠道、完善的信息管理体系等
专业技术人员资质和能力	1. 从事PET-CT的专业技术人员中，医学影像和放射治疗专业医师不少于3名，技师不少于2名，放射性药物专业技术人员不少于1名； 2. 学科带头人应具有高级专业技术职称，并有不少于5年的本专业工作经验，SPE-CT经验不少于3年
质量保障能力	具有质量保障能力，具有完善的质量控制和质量保障体系，具有放射性药物的风险管控机制，管理制度健全，具有全面的医疗质量管理方案，科室执行记录完整，具有设备维护、维修的保障能力
其他	重点考核人员资质和技术能力等保障医疗质量安全的相关指标

2. 可行性分析：PET-CT是能够将CT图像及PET图像融合在一起的影像学检查方法。通过放射性核素标记的人体组织正常代谢所需的底物或类似物，进入人体后参与人体组织代谢，可以反映早期机体组织或病变的代谢信息，对于早期发现病变及疗效评价具有优势。这种无创检查可以同时反映病灶的病理变化及形态结构，明显提高诊断的准确性，目前在肿瘤诊疗方面有着广泛的应用。

随着社会经济的不断发展，人民群众的生活水平不断提高，同时伴随着受教育程度的持续提升，人民的健康保健意识不断增强，使用无创的、安全可靠的、科学准确的手段进行疾病筛查及早期诊断的需求在不断扩大。由于环境恶化，肿瘤发病率不断升高，在合理范围内，考虑到功能定位、临床服务需求，配置PET-CT设备是符合当下社会需求的。

对于医疗机构而言，配置前沿科技的大型医疗设备对于提升医疗服务、学科建设、科研发展均有着难以忽视的重要作用。

除大型医院新建院区等特殊情况外，医疗机构若考虑配置PET-CT设备，应具备较强的核医学专业工作基础，因此需要使用前期已收集的基础医疗服务需求数据及可预期的后期增长量等信息数据，在参照本量利分析（cost-volume-profit analysis，CVP）的基础上，从维护运行成本和预测收入两个方面进行综合计算。其中，维护运行成本主要包括人力成本、设备折旧、设备维修保养、房屋成本费、电费及机会成本。各医疗机构亦应当根据自身的实际情况进一步评估，探索以更为精细化的循证决策理念进行大型医疗设备的配置评估工作。

3. 设备选型及配套装备：医疗机构在考虑PET-CT设备选型时，可结合自身诊疗业务实际需求及科研发展需求，客观地从主要性能指标综合考虑进行设备选型。PET-CT设备的性能指标包含PET设备及CT设备的性能指标，如飞行时间分辨率、系统能量分辨率、高对比分辨率及低对比探测能力等。医疗机构应当结合具体需求及经济水平综合选择。同时，PET-CT设备的场地要求、放射防护设施设备也应在配置前期纳入评估，若医疗机构考虑建立PET-CT正电子药物中心，则在该中心的配置许可、人员配置、回旋加速器等方面同样需要进行配置评估工作。

(二) PET-CT设备安装验收中的难点

PET-CT设备安装验收分为5个关键步骤：

1. 确定场地。
2. 进行合同审查。
3. 确定设备的到货时间。
4. 根据安装图纸施工，并对整个施工过程进行细致的检查。
5. 完成设备的开箱和安装，并对操作人员和工程师进行培训。

PET-CT设备对安装环境的要求较为严格。因此，在招标之前，必须让厂家充分了解当地的实际条件，以便选择最适宜的设备。签署的合同既可以作为设备验收的重要参考，也可以作为明确医疗设备和基础设施建设之间的职责边界的有力指导，因此其内容应当精确可靠。在施工过程中，医学工程部的专业人员将会严格审查合同条款，尤其是在设备安装阶段。如果在前期没有清楚地界定，可能会导致费用增加。因此，必须与基础建设部门、厂家等进行详尽的沟通和协调。为了确保PET-CT设备及时到货，厂家需要在招标完成后立即制定一份到货时间表格，以便医院按照建设计划，及时下单订货。若是进口PET-CT设备，由于生产周期和运输时间较长，因此更需要加强管理，确保设备能够及时到货安装。经过仔细检查和审核，医疗部门将按照厂家提供的技术文件，对安装环境进行全面评估，包括但不限于评估水、电、气、温度、湿度等多种因素。

在PET-CT设备安装过程中，医学工程部门应该积极主动，将有关的安装需求提交给基建方，同时应该组织一次或多次专项的医疗设备安装协调会，邀请医院、厂家以及施工方的技术人员参与，以便及早发现存在的安装漏洞，明确施工范围，并将其详细记录，一旦出现无法通过协调会解决的问题，应及时汇报，以便尽快完成后期的设备安装。之后，医学工程师需要追踪场地完成情况，发现问题及时与施工方的技术人员沟通。在厂家安装工程师到达现场后，应当按照合同规定，仔细核对设备及配件的数量，并将其详细记录在设备验收表中，以确保安装质量。在进行辅助设备和配件的验收时，应当特别注意，从合同规定的零部件到运输过程中使用的特殊工具，应当逐项进行检查和核对。在现场，应该准备好各种必要的技术文件，包括操作指南、维护说明、质量保证书和合格证明等。为了确保完整性，厂家需要提交所有缺失的资料，并进行详细记录。在进行医疗设备的安全检查和维护时，医院的医学工程部门需要认真收集所有相关文件，包括首次检查报告、测试结果、压力容器使用许可证等。这些文件应该被整合到一起，并建立完善的设备管理档案。

在设备安装和调试的过程中，尤其是对于大型医疗设备，应当对重点部分拍摄照片，以便日后拆卸和维护。当设备完成安装并且医疗工程师和临床使用者都出席时，应当要求厂家详细展示各项功能，并且进行软件性能的检查和评估。

在设备安装和调试完成之后，厂家的工程师应为临床使用者提供专业的操作指导，并且为医学工程部门的工程师提供有关设备的维护培训。经过系统的操作和培训，医疗设备的使用者可以全面掌握其性能，并且在日常使用中特别重视一些安全要求，从而有效地避免出现各种问题，大幅提升设备的使用效率。此外，经过专业的维修培训，也可以让设备的维护者更快地处理各种常见故障，进一步提升设备的使用效果。

（三）PET-CT设备环境优化中的难点

PET-CT设备属于昂贵的精密设备，对机房的环境要求很高，对温湿度都有严格的要求，对空气洁净度以及换气次数也有一定的要求。机房的温湿度对精密医疗设备工作的可靠性产生重大影响。良好的机房环境能够最大限度地减少PET-CT设备的故障发生率，提高设备使用率并降低运行成本。所以，扫描间和设备间必须提供空调以保证设备的最佳运行状态，各机房对温湿度以及洁净度的要求如下：

扫描间要求室温在20~24℃，温度波动应不超过每小时3℃。空调7×24小时全年365天不间断运行，相对湿度要求在30%~70%，不结露。空调系统需加装过滤器，减少大的灰尘颗粒从外面进入扫描间。一般A级洁净要求使用高效或亚高效过滤器，机房建设可参照ASHRAE TC 9.9数据中心Class A/B环境标准。该标准对温湿度控制、空气过滤等指标的规定，能够满足大型医疗设备对运行环境的严格要求。

设备间室温一般要求在（21±5）℃，相对湿度35%~70%，务必确保扫描间、控制室、设备间空调24小时开启。

三、解决方案

（一）PET-CT设备配套设施安装管理的问题及解决方案

PET-CT设备不同于常规CT设备，其配套设施不仅数量多，并且安装时可能还涉及基建、辐射防护等。常见的PET-CT设备配套设施设备包括头托、质控模型、校正源、激光定位灯、放疗平板床、不间断电源、高压注射器、束腹带、空调。其中两类设备需要进行特殊管理：一类是如激光定位灯、空调（图7-2-1）等特殊安装类设备，另一类是如校正源等特殊运输和储存类设备。

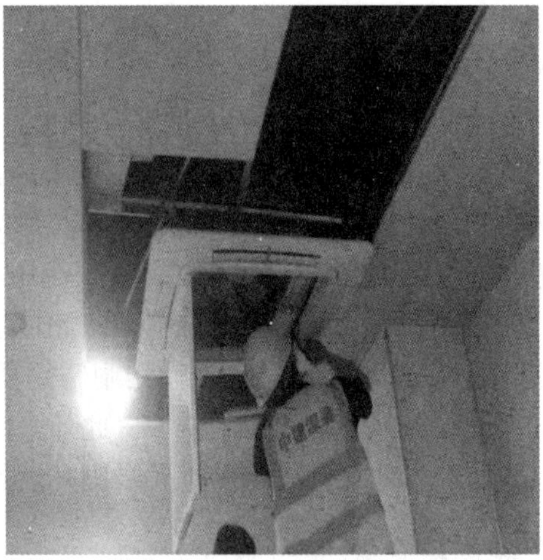

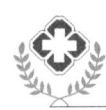

图 7-2-1 安装空调

应当综合考虑实施的时间、基建工程的推进速度以及必要时的规定，并且要提前踏勘场地，以确保每个需要单独预留的安装位置都能够得到充分考虑。同时，在施工图纸上应该清楚地标注出相应的位置，并且要特别关注设备的进出通道、管线预埋、基本水电预留、辐射防护要求、空调及通风要求、室外机设置等，以确保工程顺利完成。对于有更换需求的设备应保证进出通道有足够的荷载，避免更换设备时因局部支撑不足等导致管线拆改或影响医院正常运行。此外，还应采取措施减少设备配置延迟和现场重新安装的影响，以提高效率。在施工阶段，一方面应当对职业病危害放射防护进行全面评估，并对核技术应用环境进行评估，以确保在装修施工前能够满足相关设备的配置要求，同时也能够保证设备安装的高效性，另一方面应当对安装好的设备采取相应的防护措施（图 7-2-2），避免施工过程中产生的意外因素损害设备。

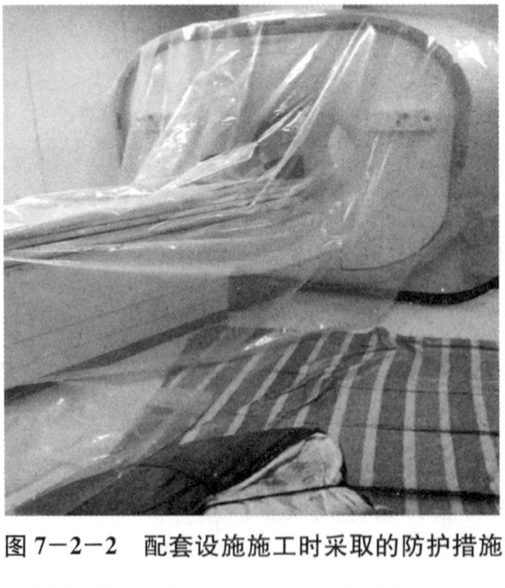

图 7-2-2 配套设施施工时采取的防护措施

PET-CT 设备常规使用的校正源为 Na-22，见图 7-2-3，应根据《放射性同位素与射线装置安全与防护条例》和《放射诊疗管理规定》中的相关规定和流程进行管理。校正源应存放于固定位置，最好放置于高活室的一个角落并用屏风对其进行遮挡和隔离，也可放置于保险柜中。对高活室或保险柜必须进行双人双锁管理，并且详细记录放射源的使用情况、单位、核素类别、生产日期、灵活度。此外，还应在室内及室外走廊处安装监控器，完善安全防护措施，安装固定式剂量报警仪。

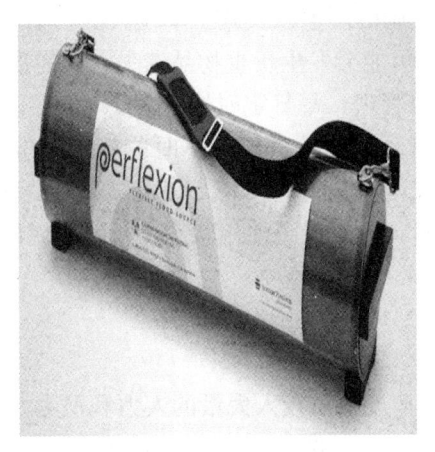

图 7-2-3　Na-22 放射源

(二) PEC-CT 设备安装调试中的问题与解决方案

1. PET-CT 设备安装技术复杂，从 PET-CT 设备安装到投入使用，工程师需要对 PET-CT 设备的各类软件进行调试，维护各类硬件，同时还要密切关注设备的运行环境。

2. PET-CT 设备调试需要多部门配合，如涉及医疗放射性辐射环境影响评价、职业病危害放射防护预评价和职业病危害控制效果放射防护评价检测工作，整个设备调试的周期较长。

3. PEC-CT 设备安装调试管理工作中的品质提升：需要配备专业的技术人员，包括电气、机械、电子、计算机等专业人才。此外，还需有专门的人员负责设备的日常维护和保养，以及定期检测和检修。医学工程师在医疗设备购置评估、运行保障、评价使用等方面承担着重要的职责。由于和医疗设备相关的设计和施工的项目多且复杂，并且具有极强的专业性和特殊性，医学工程师与基建施工方配合得越多越早，则发生遗漏出错的机会越少，方案落实越完善。

同时应保持与厂家的工程师密切沟通，根据其提出的具体要求，积极准备调试所需的材料，包括放射性源材料、活度计、注射器等，同时需准备完整的测量工具与分装工具。成立调试小组，配置专业技术人员，配合厂家的工程师共同参与调试工作。待所有工具准备完成后，打开 PET-CT 设备，优先执行机架运行动作，确定探头的机械运动是否正常，同时检查探测器的工作状态，初始识别度不可过高。随后执行仪器性能参数的检查与校正，开展固有性能测试，以校正能量峰值、调谐光电倍增管、观察闪烁计数器、检测均匀性等内容为主，同时对各项常规参数进行检查和记录，并设置合格标准。选择均匀放射性面源开展测试，确定图像显示结果，若图像均匀、无亮点、无缺损，即可判定其图像正常。

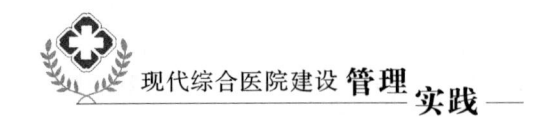

（三）安全管理中的问题与解决方案

从 PET-CT 设备入场安装到正式投入使用可能会历经很长一段时间，其中涉及医院相关部门、各配套品牌设施的厂家以及施工单位人员，如果设备保管不当，各类人员进出 PET-CT 设备区域，可能会发生贵重物品遗失、人为损坏等情况。

首先，应加强安全保卫管理，每日定时巡逻 PET-CT 设备区域，重要物品集中存放并上锁；做好人员出入管理工作，进出科室时应核对身份信息并进行登记；安装监控，以便物品遗失或发生安全问题时能溯源。其次，加强设备安全巡检，做好设备的交接工作，定时盘点设备数量；检查设备使用状态，及时发现设备故障。

四、案例总结

成功配置一台 PET-CT 设备需投入大量的人力和财力，且离不开各部门的紧密配合，因此与各个参与部门的工作人员做好沟通十分重要。此外，为了使流程更加合理、工作更加高效，还应做好各节点的论证工作。

参考资料

[1] 肖翔. PET/CT 配置的可行性分析 [J]. 现代仪器与医疗，2022（3）.
[2] 蔡国鑫，张晓璇，蔡惠，等. PET/CT 安装的准备与要求 [J]. 临床医学工程，2011，18（5）.
[3] 耿建华，陈英茂，陈盛祖，等. PET/CT 中心建设之四——放射防护 [J]. 中国医学装备，2013，10（7）.
[4] 潘卫亮. 核医学仪器 PET/CT 的新机安装调试及日常质控保养研究 [J]. 世界最新医学信息文摘，2019，19（41）.

案例三
集中供透析液系统建设实践

一、案例背景

华西天府医院血透中心于 2022 年投入使用，采用了集中供透析液系统（central dialysate delivery system，CDDS）作为透析模式。该系统与血透机联合，组成中心供透析液自动透析系统，集中生产透析液，经供给装置分配到各个透析单元的透析监视装置。CDDS结构示意图见图7-3-1。

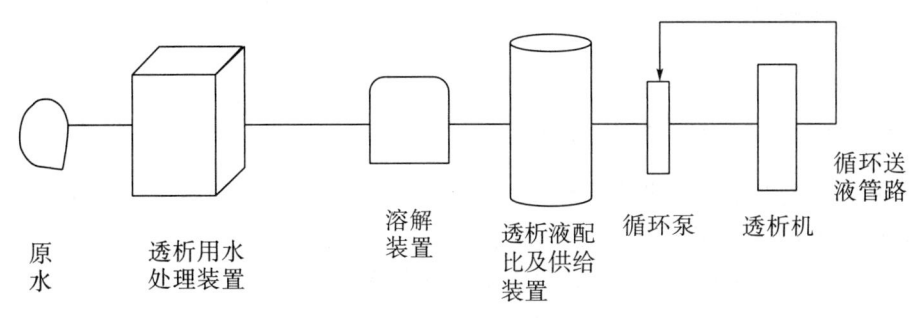

图7-3-1　CDDS结构示意图

CDDS的原理是通过中央化的设备和流程,自动配制和供应透析液至多台血透机。该系统首先将A/B透析粉溶解成浓缩液,再与纯净水(经过反渗透技术处理)按照设定的比例混合,形成符合治疗要求的透析液,经过严格过滤和监控后,纯净的透析液被安全、高效地输送到各个血透机,为透析患者提供持续、稳定的透析治疗。CDDS模式原理见图7-3-2。

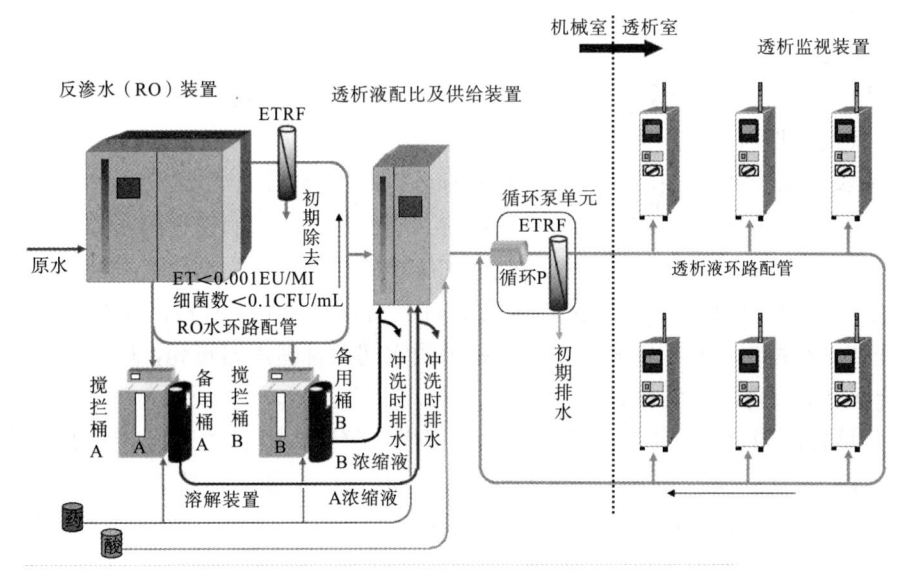

图7-3-2　CDDS模式原理

该透析模式在建设血透中心的过程中,需要提前统一规划,同时也面临多个关键难点,这些难点不仅涉及配置室的基本建设,还包括供液系统的液路设计。针对这些难点,下面将进行详细讨论。

二、建设难点

(一) 透析液配制室的建设难点

1. 透析液配制室标准建设规范：根据《血液净化标准操作规程（2021版）》，透析液配制室的建设具有严格的要求，具体表现在以下三点。

1) 区域要求：透析液配制室必须位于透析室清洁区内的一个相对独立空间，确保其四周环境洁净，远离污染源，且符合医院消毒卫生标准的Ⅲ类环境要求。在设备间的选择上，必须考虑供液系统的安装需求，确保透析液配制室的空间能够容纳并支撑整个系统的运行。

2) 空间要求：透析液配制室的面积至少是中心供液装置占地面积的1.5倍，以留出足够的空间供设备检修和维护使用。地面承重严格符合设备要求，并进行防水处理，设置地漏，确保在紧急情况下能够及时排水。

3) 环境要求：配置室必须保持干燥与整洁。水电布局分明，隔音和通风设施完备，确保室内的温度、湿度和气压始终满足中心供液装置的运行需求。同时，也要避免日光直射对设备可能造成的损害。

2. 透析液配制室的建设难点：根据上述透析液配制室标准建设规范，在实际建设过程中，我们面临以下难点。

1) 区域要求的挑战：在医疗机构内部空间有限的条件下，找到符合医院消毒卫生标准Ⅲ类环境要求的独立空间并非易事。同时，确保透析液配制室远离污染源并维持其四周环境的洁净度，也是一个需要持续监控和维护的过程。

2) 空间规划的挑战：透析液配制室的空间不仅需要容纳中心供液装置，还需要为设备检修和维护留出足够的空间。如何在有限的空间内合理规划布局，确保操作便利和设备稳定运行，是建设过程中的一大难点。

3) 环境控制的挑战：维持透析液配制室干燥、整洁和适宜的运行环境需要精密的控制和持续的维护。水电布局、隔音和通风设施的设计安装需要符合专业标准，而温度、湿度和气压的稳定控制则需要精确的设备和严格的监控流程。此外，避免日光直射对设备的损害也需要特别考虑。

(二) 液路设计的难点

除上述基本建设要求外，液路设计也是一大难点。按照《血液净化标准操作规程（2021版）》的要求，供液系统的设计和操作应最大限度地减少细菌繁殖和生物膜形成。各个透析单元的透析监视装置与供液管路连接时，常规T型连接方式容易存在死腔或污染巢，可能会造成细菌的附着及繁殖，无法保障透析安全。

因此，液路设计是一个关键挑战，其难点在于如何有效避免细菌繁殖和生物膜形成。

三、解决方案

(一) 透析液配制室的建设

透析液配制室位于透析区与办公区间相对独立的区域，环境清洁无污染，承重符合设计要求，安装可以控制的制冷、除湿装置。中心供液装置占地面积约 5m²，透析液配制室面积约 35m²，并且配备温湿度计与壁挂式空气消毒机，符合透析液配制室建设的各项要求。CDDS 模式建设布局见图 7-3-3。

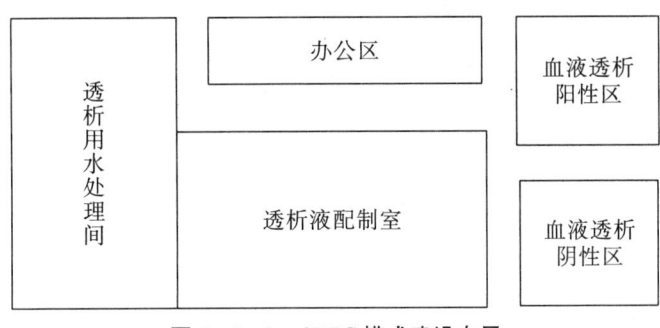

图 7-3-3　CDDS 模式建设布局

(二) 液路设计难点问题的解决

CDDS 的分配与供给装置，通过单回路液路管道，实现与血透机的连接，主要作用是集中完成透析液供给、液路消毒和冲洗的工作。对比 CCDS 模式的三套液路管路，去除的供液管路可达 50% 以上，可有效降低细菌滋生的风险。

另外，通过透析液循环泵将准备好的透析液供应到透析监视装置。管道呈闭环状，透析液以高流速不断循环以防止形成生物膜。由于它通过了超滤器，因此可确保无菌条件，但以防万一，在工作结束时会将低浓度的化学溶液密封以抑制细菌的生长。

CDDS 中，B 液管路采用全循环管路，B 液管路与血透机的连接方式有 U 型和 T 型，建议使用 U 型方式。华西天府医院反渗水供给支管与透析液供给管路均采用 U 型方式（图 7-3-4）连接，对比传统 T 型方式，能避免形成死角，有效减少死角以及连接处的细菌附着，减少细菌繁殖和生物膜形成。

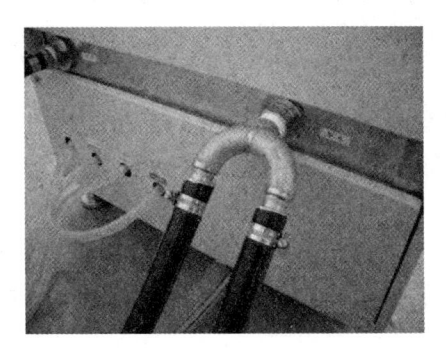

图 7-3-4　U 型管路图

此外，华西天府医院供液系统中分岔部采用不容易发生湍流的形状（图7-3-5），尽可能消除角度较大的弯曲，从而避免细菌附着，保障透析安全。

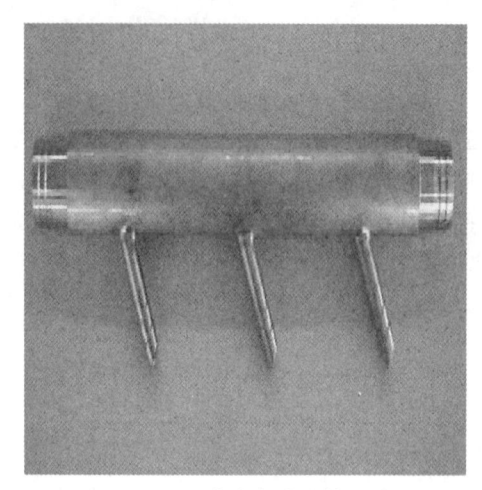

图7-3-5 液路支路分管设计图

四、案例总结

通过建设CDDS，医院血透中心在透析治疗过程中的稳定性得到了极大提高，具体表现在如下两个方面。

（一）透析液配置室的建设合理

基于以上建设实践，CDDS能够提供一个符合严格卫生标准、空间布局合理且环境控制精准的工作环境。这不仅确保了透析液的质量与安全，降低了感染风险，同时也提高了设备运行的稳定性和可靠性，为透析治疗提供了有力保障，进一步提升了医疗服务的整体质量和患者满意度。

（二）液路设计合理

CDDS采用的封闭循环供给方式能防止细菌滋生，做到细菌、内毒素的安全控制，防止透析液结晶堵塞管道；采用的U型接口、分岔处的特殊型接口能有效减少细菌附着和繁殖。统一消毒时，对供液管路和设备进行全方位、无死角消毒冲洗，从而保障日常透析安全。

随着血透领域技术的不断发展，透析用水、透析浓缩液以及透析液的微生物标准日益严苛。同时，人力成本的不断攀升使得传统的分散管理方式显得捉襟见肘，CDDS因其高效、稳定的特性，被视为现代透析治疗中的优选方案。而在建设CDDS时，必须确保水质纯净、系统稳定，并合理规划容量与布局。通过精细规划和有效管理，克服技术挑战、高成本投入以及专业人员培训与管理等难点，为患者提供更安全、高效的透析治疗环境。

第八章　智慧医院建设

　　智慧医院是现代综合医院服务创新的重要模式之一，智慧医院建设也是现代综合医院高质量发展的必由之路。2009 年，智慧医院的概念在美国医疗健康论坛上被首次提出，标志着全球智慧医院建设探索正式拉开序幕。根据《智慧医院建设指南》给出的定义，智慧医院是运用云计算、大数据、物联网、移动互联网和人工智能等技术，通过建立互联、物联、感知、智能的医疗服务环境，整合医疗资源，优化医疗服务流程，规范诊疗行为，提高诊疗效率，辅助临床决策和医院管理决策，实现患者就医便利化、医疗服务智慧化、医院管理精细化的创新型医院。

　　我国智慧医院建设起步较晚，近年来国家卫生健康委员会陆续发布了相关政策文件，推动我国智慧医院建设。2019 年，国家卫生健康委员会印发了《国家卫生健康委办公厅关于印发医院智慧服务分级评估标准体系（试行）的通知》，首次对医院智慧服务提出分级评估标准体系。2020 年，国家卫生健康委员会强调以"智慧服务"为抓手，以"电子病历"为核心，以"智慧管理"为手段，创新建设完善智慧医院系统，颁布了《国家卫生健康委办公厅关于进一步完善预约诊疗制度加强智慧医院建设的通知》。2021 年，国家卫生健康委发布《关于印发公立医院高质量发展促进行动（2021—2025 年）的通知》，明确建设电子病历、智慧服务、智慧管理"三位一体"的智慧医院，到 2025 年建成一批发挥示范引领作用的高水平智慧医院。

　　我国综合医院的运营模式主要分为三大类：一是传统的线下综合医院模式，二是线下综合医院与线上互联网医院结合的模式，三是医联体的综合医院模式。目前，智慧医院建设主要面临以下挑战。

一、智慧医院建设缺乏统一的顶层设计和建设标准

　　目前，智慧医院建设缺乏业界权威的、统一和明确的标准，不同医院因面临的实际情况不同，在智慧医院建设的需求和目标方面存在一定的差异。这些差异不仅造成智慧医院建设水平的参差不齐，也将导致区域智慧医疗建设难上加难。构建明确、细化、统一的建设标准，形成科学完善的顶层设计，是当下智慧医院建设面临的最大挑战，也是智慧医院建设和发展的重要方向。

二、系统集成不足，协同管理水平不高

　　由于传统的医院信息化建设是由需求拉动的，为满足不同业务需求而建设的信息系

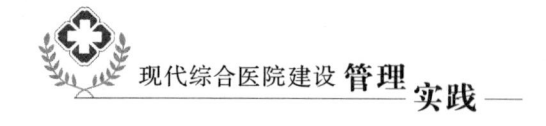

统容易自闭环形成信息孤岛，因缺乏统一的接口和数据标准而无法实现互联互通。智慧医院是一个复杂的系统工程，涉及医院的信息系统、智能设备、基础设施等诸多方面，需要协同信息、基建、临床等多个部门参与，并要求各个部门之间沟通顺畅、信息透明、高效协同。但是，现阶段部分医院协同水平较低。

三、信息安全风险管控不足

2022年，国家卫生健康委员会等三个部门联合发布了《关于印发医疗卫生机构网络安全管理办法的通知》，强调了医疗卫生机构网络安全管理、数据安全管理、监督管理等的重要性。一方面，医疗卫生网络具有规模大、连接复杂等特点，容易出现网络安全漏洞；另一方面医疗业务产生海量数据，加之医疗从业人员安全防控和故障处理意识普遍比较薄弱，导致医院网络安全和数据安全风险管控不足。

案例一
智慧患者服务

通过梳理患者的就诊活动和业务流程，智慧患者服务以患者为中心，旨在通过先进的架构、技术和设备，为医院就诊患者提供诊前、诊中、诊后及全程的智慧化和智能化服务，进而提升患者的就诊体验，提高患者的满意度。

一、案例背景

国家卫生健康委员会高度重视患者就医体验，先后推出了《进一步改善医疗服务行动计划（2018—2020年）》等多项举措，通过预约诊疗、远程诊疗、检查检验结果互认等措施，切实改善患者就医体验。医院的建设和定位，需要立足"以患者为中心"的基本理念，充分利用先进的设备和技术，创新患者服务应用，改善患者就医服务体验，实现智慧患者服务。

二、建设难点

患者就诊服务大致可以分为诊前、诊中和诊后三个阶段。目前大部分医院根据政策要求进行的单点功能的系统或服务的开发，往往面临着信息孤岛、兼容性和可扩展性差、智能化程度不够等问题，不能满足医院智慧患者服务的业务需求。经过前期深度调研和走访，现将构建智慧患者服务主要面临的建设难点和要点梳理如下。

（一）转变服务模式，搭建端到端的全流程服务体系

传统医院患者就诊服务模式主要包括挂号预约、院内导诊与分诊、医生看诊、检查检验预约、报告领取或打印、药房拿药、入院登记、出院登记、缴费或报销等环节，具有流程环节多、时间不可控、线上线下环节割裂等特点。建设智慧患者服务的难点之一，就是转变患者服务模式，从单点、被动的流程梳理和应用上线，转变为结合医院实际情况进行顶层设计，从治疗、康复、预防等环节进行全流程、多维度、闭环的智慧服务建设。

（二）打破服务信息孤岛，实现数据的深度集成与融合

传统的医院信息化建设路径是以医院业务需求为核心，主要服务于实现业务需求，容易导致信息孤岛。构建数字化的智慧患者服务的一大难点就是打破现有模式的信息壁垒，实现患者数据的互联互通和融合，并将融合的数据进一步服务于患者，从而逐步实现智慧患者服务。比如患者经常容易挂错就诊科室，并且普遍认为医生看诊时间偏短，可以结合人工智能、语音识别等技术，在智能导诊环节预先采集患者的病史等数据，改善患者的就诊体验，提高诊疗的效率和准确性。

（三）充分利用先进技术，实现智能化、个性化智慧患者服务

医院普遍存在患者多、医护人员少的情况，医护人员往往需要一对多服务患者，非常容易导致患者感觉不被重视、就诊体验较差。随着物联网、大数据、人工智能等技术的发展和突破，充分利用这些先进技术，实现智能化、个性化智慧患者服务，真正通过智慧患者服务，提升患者就诊效率和满意度，是建设智慧患者服务的一大挑战。

（四）构建患者服务的数字孪生，持续改善和优化智慧服务平台

智慧患者服务建设和医院信息化建设一样，不是一蹴而就的，是一个循序渐进、逐步提升的过程。要实现医院智慧患者服务的逐步优化和迭代，除了日常的患者服务调研外，还需要从全局出发，通过构建患者服务的数字孪生，持续挖掘、分析和预测患者服务情况，为医院智慧患者服务优化提供决策支撑。

三、解决方案

（一）医院智慧患者服务的总体规划

医院智慧患者服务的总体规划要结合医院的资金预算和实际情况，分工明确，分阶段、分步骤地有序推进。从实现由传统的被动服务向提前规划、主动服务的模式转变入手，深度挖掘智慧患者服务的场景，通过对患者诊前、诊中、诊后全流程的梳理和痛点分析，将医院智慧患者服务总体规划分为三个部分。

1. 以患者为中心，打造一站式智慧患者服务平台：医院传统的患者服务构建主要

由政策、评审等外部因素驱动，而这种烟囱式的服务构建因为业务的割裂，无法实现真正的智慧患者服务。医院智慧患者服务项目应以患者为中心，以患者诊疗全过程为主线，规划打造一站式智慧患者服务平台，实现不同服务之间的互联互通、信息共享。

2. 基于先进技术和灵活的架构模式，实现智慧患者服务建设：充分利用人工智能、5G、物联网等技术，以微服务方式构建灵活的智慧患者服务架构，明确智慧患者服务的主要方向，即实现患者服务的人性化、互联化、一站式、智能化、协同化、移动化和数字化。

3. 构建患者服务的数字孪生，实现智慧服务决策优化：智慧患者服务是一个持续迭代、不断优化的过程，构建患者服务的数字孪生，能够通过算法、仿真等模拟手段，对不同服务方案的效果进行计算和预估，辅助智慧患者服务的决策优化，推动智慧患者服务的闭环化、科学化建设。

（二）医院智慧患者服务的整体架构

为提高医院智慧患者服务的松耦合性、可伸缩性、容错性和可组合性，采用微服务架构进行医院患者服务的整体架构设计，将整体架构分为基础设备层、网络层、平台层和服务层四层结构，在确保服务的可用性、可靠性和安全性的前提下，同步进行医院智慧患者服务的数字孪生构建。

1. 基础设备层：基础设备层主要包括自助机、智能导诊机器人、显示大屏、音频设备等。其中，自助机主要应用于患者自助挂号预约、自助缴费、医保刷卡、自助体检、报告查询等场景；智能导诊机器人主要应用于院内导航指引、患者问题答疑等场景；显示大屏、音频设备等主要应用于院内候诊等场景。

2. 网络层：网络层主要负责智慧患者各项服务和院区业务系统的互联，实现院区基础设备的数据交换，并提供院内的网络安全保障、路由优化等服务，由院内的无线Wi-Fi、4G/5G、有线网络等组成。

3. 平台层：平台层通过虚拟化技术，实现计算资源的灵活分配和管理，同时提供院区智慧患者服务的安全防护、身份识别管理、权限管理、接口管理、数据管理等功能。

4. 服务层：服务层基于平台层构建医院智慧患者服务，接收用户的请求，调用对应的业务场景服务，进行业务逻辑判断、数据处理等，能够有效地提高智慧患者服务的可靠性、可维护性和可扩展性。

（三）医院智慧患者服务的具体建设

医院患者业务流程主要包括预约挂号、院内导诊、刷卡就诊、缴费、检查预约、检验预约、取报告、取药、治疗和复诊等环节。构建智慧患者服务的基础条件包括所需的网络（有线网络、普通无线网络、5G网络等）、存储与服务、安全组件等。根据应用场景将医院智慧患者服务分为诊前服务、诊中服务、诊后服务及全程服务。

1. 诊前服务：主要包括智能导诊助手、智慧导航服务、急诊衔接服务、转诊服务等，通过人性化和完善的衔接机制来提升患者诊前服务的质量和效率，提高患者的满意度。

1）智能导诊助手：医院日常诊疗活动是按照亚专业和临床科室的维度分配的，部分患者由于缺乏基础的医学知识，时常会挂错科室，容易引发医患矛盾，导致出现无法及时治疗的情况。智能导诊助手的建设应从患者需求出发。智能导诊助手由导诊知识库和智能导诊模块构成。导诊知识库通过从 HIS 中提取和清洗数据获取，主要包括疾病名称、发病部位、症状、诊疗科室等，经院内专家委员会审核后，结合智能导诊模块来实现医院智能导诊服务。患者在智能导诊助手中按照流程提示输入自己的疾病部位、症状等，即可获得对应的挂号科室入口，进行预约挂号。

2）智慧导航服务：针对患者不熟悉到医院的路线、医院布局，无法按时准确就诊的现象，进行医院全程智慧导航服务建设。医院全程智慧导航服务入口由微信公众号、微信小程序、App、短信消息提醒、院内导航机器人等组成，分为院外导航和院内导航两部分。院外导航利用大数据技术，根据患者当前定位和交通方式推荐最佳到院路线，并提供时长预估等服务。院内导航利用患者手机蓝牙进行精确定位，通过对院内地图模型的构建，结合患者的目的地，利用路径最优算法推荐合理快捷的路线方案。患者也可以使用院内导航机器人进行目的地导航，能够确保患者少走弯路，提高患者的就诊效率和满意度。

3）急诊衔接服务：当急诊患者需要衔接到其他科室进行后续的治疗时，往往存在患者信息协调不畅、时效不及时和转诊决策不准确等情况，导致患者长时间在急诊观察室滞留。急诊衔接服务通过对接 HIS、LIS、PACS 等系统，整合患者相关的所有病历数据，基于优化算法可实时查询并预测衔接科室当前空床位数、当前医护人员配备等情况，确保患者急诊衔接过程医疗交接及时、完善，提高患者急诊衔接的准确性和效率。

4）转诊服务：部分患者因病情较为特殊，基层医疗机构无法提供对应的治疗措施和方案，需要转诊到上级医院。传统的转诊服务模式是由医生电话联系医院的总值班，由总值班协调人员进行转诊协调，往往存在沟通时间长、效率低、可追溯性差等问题。基于微服务构建智慧患者转诊服务，以微信公众号、小程序、App 的形式，对外提供转诊申请单，由申请医生填写患者病情信息和转诊需求，能够有效降低沟通成本，可追溯性强，有利于提高患者的转诊治疗效率，提高患者满意度。

2. 诊中服务：旨在通过智能化和数字化手段，提高患者就诊过程中的满意度，满足患者诊中的需求，改善患者的就诊体验。

1）智慧门诊候诊服务：医院门诊普遍存在"三长一短"现象，即患者排队时间长、挂号时间长、缴费时间长，看诊时间短。加上医院普遍候诊服务仅包括呼叫提醒等，候诊过程透明化和智能化相对不足，容易引发患者在长时间等待过程中的焦虑和不满。针对这种现象，进行医院智慧门诊候诊服务的构建，利用深度学习和预测算法，通过对 HIS 中患者候诊的历史数据进行训练、测试和验证，构建智慧门诊候诊模型，结合实时叫号数据、等待数据、患者当前位次数据等，进行患者预计等待时间的预测，并将预测结果动态推送给患者，同时推送给患者相关的健康宣教、合理用药等内容，有助于患者合理安排候诊时间，缓解患者候诊的焦虑和不满。

2）智慧自助查询服务：能够提供多元化的智慧患者自助查询渠道和方式，患者可以通过微信小程序、公众号、App 等渠道绑定电子就诊卡，从而实现线上报告自助查询，也可以通过院内自助机终端进行当次或历史就诊报告查询。智慧自助查询服务通过微信小程序、公众号、App、短信等方式实现当次就诊报告查询提醒功能。

3）智慧患者便利保障服务：部分患者因病情存在行动不便、需要人员陪护等特殊需求，可提供统一的智慧患者便利保障服务，具体包括智慧扫码租借轮椅、智慧扫码呼叫陪护、智慧订餐送餐、机器人自动贩卖、充电宝租借等。通过统一的支付平台和物联平台，提供全方位便利保障服务，提高患者就诊的便利性和满意度。

3. 诊后服务：在患者完成医疗诊断和治疗后，利用智能化和数字化手段提供的个性化服务。诊后服务主要包括智慧药品配送服务、智慧患者随访服务等。

1）智慧药品配送服务：利用 RFID、条形码等技术，实现药品的全过程追溯，能够为不方便现场取药的患者提供配送服务。具体实现途径如下：患者当次就诊完成电子处方及药品缴费后，选择药品的领取方式（包括线上和线下两种渠道）。选择线上配送方式的患者确认配送地址和联系方式后，即可获得药品配送服务。

2）智慧患者随访服务：传统的患者随访是由医护人员根据随访患者清单，逐一电话询问或回访，普遍存在随访方式单一、效率低下、智能化程度低等问题。构建医院智能随访机器人，由医护人员根据智慧随访系统通过标准化接口从 HIS 中获取随访患者数据，制订患者的随访计划和方案。智能随访机器人通过批量外呼、语音识别、语义理解等语音或文字方式自动进行患者随访，并提供随访结果的智能分析，有利于减少医护人员的工作量，提高随访的效率和质量，提升患者的随访满意度。

4. 全程服务：包含患者在诊前、诊中、诊后过程中需要使用到的公共业务和服务场景。具体建设内容包括多元化智慧就诊支付服务、基于门诊全流程的智能导引服务等。

1）多元化智慧就诊支付服务：用于解决患者缴费难、报销难的问题。自费就诊患者可以通过微信公众号、小程序、App、院内自助机等支付渠道，使用微信、支付宝等完成缴费；医保就诊患者可以选择线上医保支付或者线下医保支付两种支付方式，同时支持患者诊间结算支付。

2）基于门诊全流程的智能导引服务：患者就诊时因不清楚当次就诊的全流程，下一环节是缴费、取药、检查还是取报告均由上一环节的医护人员口头告知，经常会出现跑错路导致就诊时间增加的情况。针对这种情况，对门诊患者就诊环节进行梳理，门诊患者就诊环节主要包括预约挂号、门诊签到、排队候诊、门诊缴费、门诊检验、门诊检查、门诊取药、报告查询、就诊评价等，从患者预约挂号开始，后台就自动生成患者个性化的当次就诊导引流程，并根据当前排队就诊实时数据和全局的智能导引算法，推荐最优的取药、检查、检验顺序，缩短患者就诊全流程的等待时间，提高患者满意度。

（四）患者服务的数字孪生构建机制

从业务流程、业务数据、3D 模型等方面进行患者服务的数字孪生构建，应用 1∶1 虚拟化模型，在不影响实际业务的情况下，进行智慧患者服务的瓶颈分析、问题还原、方案效果模拟等，实现医院智慧患者服务的全生命周期管理，有效地驱动医院智慧患者服务的优化和决策。

四、案例总结

本节通过对新建医院的智慧患者服务构建的难点和要点进行分析，有针对性地阐述解决方案，从医院智慧患者服务的总体规划、架构和具体服务入手，以患者为中心，构建诊前服务、诊中服务、诊后服务和全程服务等，并且进一步阐述了患者服务的孪生构建机制，提供了较为完善的医院智慧患者服务解决方案。

参考资料

[1] 王力华，任海艳，张雨辰. 基于医院患者就诊流程优化的智慧服务建设实践［J］. 中国卫生信息管理杂志，2020，17（3）.
[2] 许惠翔，杨锐，朱雅楠，等. 基于智能导诊单的智慧门诊就诊流程构建与应用探索［J］. 中国数字医学，2022（10）.
[3] 沈轩，张钧，张诚，等. 医院智慧云导诊平台的构建与应用研究［J］. 中国卫生信息管理杂志，2022，19（4）.

案例二
智能数字化手术室

手术在医学领域中有着重要的作用。建设智能数字化手术室的意义在于：通过引入先进的医疗设备和业务系统，提高手术的安全性和手术效率，改善手术患者体验，减轻手术医护人员的工作负担，同时提高医院外科教学水平和能力。

一、案例背景

华西天府医院规划床位 1200 张，年手术台次约 20000 台。医院经初期筹备后决定一批次先建设智能数字化手术室 10 间，通过建设智能数字化手术室，规范术前、术中、术后的全流程管理，提高手术质量和工作效率，打造区域智能数字化手术室标杆。

通过对手术相关临床科室进行需求调研和走访，包括护理部、麻醉科、中央运输科等，梳理和整合各科室对智能数字化手术室的需求。

（一）手术全流程闭环管理

传统的手术室因数字化和信息化程度不高，手术大部分环节都集中在线下，特别是

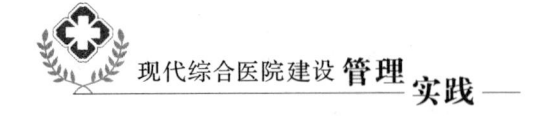

手术过程中的各种记录单主要依靠医护人员手工完成，缺乏对手术全流程的信息化和闭环管理，额外增加的烦琐的文书工作，不利于手术效率的提高。各科室希望能够通过信息化手段，实现手术全流程闭环管理，减少部分冗余工作，提高手术整体的质量和效率。

（二）数据自动采集和报表需求

对于手术相关的数据统计，部分医院仍依赖于手工统计，临床科室希望新建的智能数字化手术室能够满足这部分优化需求，即能够尽可能在信息系统中自动生成数据和报表，用户只需要手动查询即可。这样可以减轻医护人员的工作量，让医护人员更加关注手术和患者本身，从而提高手术的质量和效率。

（三）手术全过程实时透明

对于传统的手术室，患者家属需要在手术室外的等候区等候手术结果。由于家属对手术相关的信息缺乏实时了解，比如麻醉状态、手术状态、手术室编号、手术名称等，更容易产生紧张和焦虑的情绪。一旦手术出现任何状况，将导致患者家属的不满和不信任，造成医患纠纷。临床科室要求智能数字化手术室能够进行手术实时状态的公告显示，确保手术全过程实时透明。同时，在患者手术比较危急时，能够实现医护人员和家属的对讲，并满足远程沟通和电子文书签署的需求，避免医护人员频繁往返洁净室，提高手术效率。

（四）实时远程会诊与示教转播

新建医院会涉及较多的手术示教和远程手术会诊的需求，临床科室希望智能数字化手术室能够配备高质量的示教和远程会诊系统，以满足示教和会诊的远程沟通需求，从而有利于临床科室整体手术技术的提高。

（五）规范化的手术室库存管理

手术室涉及大量药品、器械和耗材的使用和管理，比如术前需要用到的麻醉药品、术中的维持用药、术后的镇痛用药，以及手术器械、手术耗材等。临床科室要求新建的智能数字化手术室能够满足这些物品全流程的库存管理需求，确保药品、器械、耗材的全程安全性和可追溯性。

二、建设难点

智能数字化手术室的建设是一个复杂的系统工程，医院临床科室对智能数字化手术室的一体化、物联化、平台化、智能化等方面都有一定的要求。智能数字化手术室的具体建设涉及较多的项目，其建设的难点和要点如下。

（一）建设规划不合理，业务流程不闭环

智能数字化手术室的建设因缺乏统一的建设标准和标杆案例，涉及的相关业务方又非常多，容易陷入"重建设轻流程，重实施轻规划"的陷阱。初期建设规划未充分论证，且业务流程存在闭环缺口，导致智能数字化手术室建设效果不好，甚至遭到临床科室的不断投诉。

（二）空间布局和硬件选择

空间布局和硬件选择是智能数字化手术室建设的基础，因包含的建设内容和细节较多，需要重点论证和考量。具体的建设要点和难点包括设备选型、动线设计、手术室布局等。不合理的设备选型、动线设计和手术室布局，不仅容易导致经费和预算的浪费，甚至还容易造成医院手术效率和质量的降低。

（三）软硬件集中式控制

智能数字化手术室包含诸多的硬件设备和软件系统，建设智能数字化手术室的一个难点就是实现软硬件设备高效、准确的集中式控制。由于缺乏统一的手术室建设标准，容易导致智能数字化手术室集成控制不到位，数据共享程度低，形成信息孤岛。

（四）系统的可靠性与隐私保护

为了保障手术患者的安全，智能数字化手术室的硬件系统需要保持高度的实时性、稳定性和可靠性，尤其不能在手术过程中出现任何延迟和故障。因此智能数字化手术室的网络宽带覆盖、系统运行监测、日常维保等都是建设要点。同时，智能数字化手术室涉及大量关于患者手术过程的病历、图像、视频等隐私数据，也需要重点关注智能数字化手术室各类系统和数据的权限访问控制和数据安全，避免出现未经授权的访问和隐私数据的泄漏。

三、解决方案

基于上述建设背景、建设难点和要点，结合医院的建设需求和实际情况，设计并完成如下的解决方案。

（一）总体建设目标和功能规划

经医院智能数字化手术室项目委员会充分调研和反复论证，并经医院管理委员会审批，智能数字化手术室建设的总体目标和规划如下。

1. 手术室空间、动线、设备的合理规划和布局：规范和优化智能数字化手术室工作流程，进行手术中心、手术室内部空间的优化和布局，设计科学化、人性化的手术室人员动线，确保手术室内部设备的安装和使用最优性，避免设备不兼容、路径干涉等现象出现，从而影响手术质量和效率。

2. 手术室网络建设：以满足业务需求为首要目标，实现智能数字化手术室全面的网络覆盖，消除网络盲区，提供全天 24 小时高稳定性、高可靠性、低时延的可用网络。针对有特殊功能性要求的设备和系统，应实现 5G 网络覆盖。

3. 手术室信息系统的控制和集成。实现手术室内外信息的高度集成，包括但不限于：

1）与 HIS、LIS、PACS 等系统实时对接，方便医护人员查阅患者情况。

2）实现手术全过程（术前、术中、术后）的数字化管理，技术赋能业务，全面提高手术室行为管理、器械管理、药品管理等的规范性和高效性，减少手术过程中的纸质文书，提高手术质量和效率。

3）实现高质量的手术示教转播和远程会诊，确保手术室清洁和安静，在提高手术质量和效率的同时，满足临床医护人员教学和远程会诊的需求。

4. 访问控制和数据安全：智能数字化手术室应规范人员出入权限，建立和完善数据安全和隐私保护机制，提供完备的、系统层级的权限控制和行为管理，确保手术洁净室的洁净程度，确保不发生数据安全和数据泄漏问题，提高手术室的安全性和可用性。

（二）智能数字化手术室的总体架构

采用模块化的方式进行智能数字化手术室的总体架构设计，结合华西天府医院智能数字化手术室建设的总体目标和功能规划，充分考虑开放性、兼容性、先进性、实用性、可扩展性和安全性，将智能数字化手术室的架构分为网络及基础设备层、数据集成及控制层、智慧应用层、综合展示层。

1. 网络及基础设备层：为满足智能数字化手术室的业务需求，手术室应部署有线网络、无线网络（含 5G 网络）、定位网络，并充分预留网络冗余点位，以保障和满足业务扩展的需要。

基础设备是指构成智能数字化手术室的硬件部分，主要包括信息化设备、手术室内部设备和手术室外部设备。信息化设备主要包括数字化主机、网络设备、应用服务器、存储服务器等。手术室内部设备包括手术床、无影灯、吊塔、麻醉及监护设备、器械台、机械室影像采集设备（全景摄像机、术野摄像机、内镜等）、智能手术辅助机器人等。手术室外部设备包括物流机器人、行为控制设备等。结合实际业务需求，充分考虑设备的兼容性、可靠性和扩展性要求，对智能数字化手术室涉及的硬件设备进行合理的对比和选型，构建基础设备层。

2. 数据集成及控制层：主要包括设备接入模块、设备控制模块、视频路由管理模块、接口管理模块、权限管理模块等部分。通过设备接入模块，实现硬件设备的物联接入；通过设备控制模块，实现设备的全程控制；通过视频路由管理模块，实现手术室显示屏术中视频的投放源（包括内镜视频源、全景摄像机视频源、术野摄像机视频源等）的设置；通过接口管理模块，实现与 HIS、LIS、PACS 的实时无缝对接，实现数据信息的共享；通过权限管理模块，进行智能数字化手术室硬件、软件等的权限管控，确保智能数字化手术室业务和数据层面的安全性。

3. 智慧应用层：涵盖了智能数字化手术室的核心功能，包括手术室综合管理平台、手术室行为管理应用、手术排程及预约应用、手术麻醉管理应用、手术物品（药品、耗材、器械）的库存及物流应用、术中视频管理应用（包括术中多路视频无损传输、术中视频影像调度等）、患者病历文书无纸化管理应用、手术示教及远程手术会诊应用等。通过智能数字化手术室智慧应用层，能够实现手术全流程的数据集成和共享，增强综合追溯能力，提高手术质量和手术效率。

4. 综合展示层：提供智能数字化手术室的统一门户管理，提供一站式查询、展示服务。全面支持手术医生、麻醉医生、巡回护士、患者家属等的数据查询和文书签署的需要，有利于维持手术室的洁净，提高手术效率。

（三）智能数字化手术室的功能实现

智能数字化手术室的核心功能实现主要依赖于手术室相关的信息化系统，包括智能数字化手术室综合管理平台、手术预约及排程系统、手术麻醉系统、手术室行为管理系统、远程会诊系统、手术示教系统、手术导航机器人系统、远程手术机器人系统等。

1. 智能数字化手术室综合管理平台：主要提供智能数字化手术室一站式管理功能，包括手术室设备管理（医疗影像设备、音频输入输出等）、影像路由输出（家属谈话、手术显示等）、手术室音视频编码解码等。

2. 手术预约及排程系统：能够有效地分配和管理医院紧缺的手术室资源。手术预约及排程系统利用优化算法，能够实现手术申请、审批、预约、取消及智能排程，支持生成手术室有效利用率等数据，驱动手术室排程的优化和决策。

3. 手术麻醉系统：麻醉业务是大型复杂手术顺利开展的必要前提，也是智慧医院建设的重要内容。国家电子病历评级、互联互通评审也设置了相应的考核要求和指标。手术麻醉系统通过对患者麻醉过程的术前、术中、术后的全过程闭环管理，基于智能数据采集模块，支持实现全程自动记录患者麻醉过程中的重要信息和数据。基于智能表单模块，支持自动生成麻醉计划、麻醉记录单等电子文书，提高麻醉过程的智能化程度。

4. 手术室行为管理系统：手术室行为管理的主要内容包括人员安全准入管理、手术衣物管理两部分。有效的手术室行为管理能够保障手术室的洁净程度和正常运营，是手术有序、安全、高效开展的基础。手术室行为管理系统主要由硬件和软件两部分组成。硬件部分包括门禁识别装置、智能发鞋机、智能衣物柜、智能回收机、显示大屏等，软件部分主要包括数据监控模块、设备管理模块、行为管理模块、系统接口模块等。手术室行为管理系统通过系统接口模块实现与 HIS、手术排程系统中的人员信息交互，医护人员使用医院 IC 卡、人脸识别等方式完成身份信息的认证和识别。衣物发放和回收主要通过内嵌 RFID 标签来实现，数据监控模块通过智能算法实现衣物发放和回收数量监控、衣物超时未归还提醒等功能，并通过显示大屏滚动播放。

5. 远程会诊系统：采用物联网技术和远程网络通信技术，实时将手术室全景视频、局部视频、患者病历数据等传输到会诊专家所在的终端，支持高速无损的多路双向音频传输，确保手术远程会诊的顺利开展。

6. 手术示教系统：接入医院 5G 网络，支持手术视频的现场 4K 超高清录制与实时转播，采用先进的图像处理技术进行多画面融合，支持示教过程的语音、文字、视频多

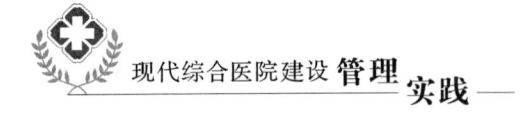

渠道双向互动，支持 AR/VR 技术，可实现虚拟手术室，支持完善的权限管理系统，基于脱敏算法对敏感数据进行处理，支持远程管理和在线巡查，确保患者隐私数据得到恰当的保护，并提供示教数据的统计分析等功能。

7. 手术导航机器人系统：5G 技术具有增强移动宽带（eMBB）、超高可靠低时延通信（uRLLC）和海量机器类通信（mMTC）的特点，能够满足手术导航机器人的网络需求。手术导航机器人系统利用人工智能和图像处理技术，辅助实现患者影像数据的三维可视化、影像数据三维重建、病灶自动标注、增强现实、手术路径自动规划等功能，能够进一步提高手术质量和效率。

8. 远程手术机器人系统：由医生操作端、机器人主机、机器人手术端等组成，利用 5G 技术实现低延迟、高带宽的网络连接，使用机器人手术端高清摄像设备和传感器捕捉到手术区域的图像和视角，由手术医生在医生端进行远程手术操作，从而实现远程手术，能够进一步提高医疗资源的共享，减少患者的手术风险。

（四）智能数字化手术室的孪生应用

通过在物理空间、信息空间、数据链路层面构建 1∶1 智能数字化手术室的 3D 模型，可实现智能数字化手术室数字孪生。数字孪生能够赋能智能数字化手术室管理，支持手术室布局优化、动线优化等问题的模拟仿真，辅助智能数字化手术室决策。

四、案例总结

本节结合医院新建智能数字化手术室的项目需求，分析了项目建设过程中的重点和难点，通过明确智能数字化手术室建设的目标和规划，设计智能数字化手术室的总体架构，并详细介绍了智能数字化手术室的重点系统，为智能数字化手术室提供一种新的建设思路。

案例三
智慧病房

病房是医院为患者提供住院治疗和护理的重要场所。病房的智慧化程度将直接影响患者住院治疗的质量和效果。通过构建智慧病房，能够提高医院医疗服务的效率，实现医护信息共享，改善患者住院体验，提高患者的满意度。

一、案例背景

为打造学科门类齐全的现代化、智慧化综合医院，华西天府医院启动了院区智慧病房建设项目，要求按照"十四五"智慧医院建设的相关精神和要求，通过合理科学的规划和建设，建成智能、高效、人性化的智慧病房，打造区域医院智慧病房标杆，提高病房医护人员的工作效率，提升住院患者的满意度，实现智慧化的现代医院病房管理。通过走访和调研若干大型综合公立医院，我们将智慧病房的核心诉求整理和归纳如下。

（一）住院患者反馈

从住院患者的角度来说，大部分患者认为病房存在流程烦琐、硬件设备落后、网络不好、沟通交流不便、用餐不便、支付困难、检查检验预约不便等情况，同时诊疗进度和信息不透明，经常出现呼叫得不到及时响应的情况，患者被动参与治疗过程，病房体验不佳。

（二）病房医护人员反馈

从病房医护人员的角度来说，病房信息化程度不够，业务流程无法形成闭环，信息沟通不到位，导致存在大量的重复性事务和文书工作，交接班效率不高，患者的病情、注意事项等需要核对的数据繁多，医护人员几乎没有余力支持患者的个性化需求。

（三）医院管理层反馈

从医院管理层的角度来说，病房的情况只能通过刻板且滞后的数据报表来获取，缺乏实时的数据监控大屏，缺乏全院维度的床位使用效率分析，无法通过数据驱动医院病房感染控制的提前部署，也缺乏紧急情况下数据支撑快速决策的能力。

二、建设难点

病房是患者就诊和治疗的重要场所之一。结合需求和预算，华西天府医院首先对一期10个护理单元共计200间病房进行智慧化建设，要求病房的建设必须具备模块化和可复制性，同时要预留与医院已经建设完成的HIS、手术排程系统、检查预约系统等的对接接口。该项目的建设难点和要点如下。

（一）智慧病房项目的整体协调

智慧病房涉及病区综合管理、移动护理、护士站工作台、环境管理、门禁及安全管理、效率管理等多个模块和应用场景，需要充分考虑各模块间软件和硬件的对接、协调和兼容性，确保智慧病房整体项目顺利落地。

（二）智慧病房的模块化和个性化需求

不同的临床科室，对于智慧病房的需求存在细微的差别，需要在通用智慧病房建设的基础上，考虑临床科室的个性化需求，比如ICU建设会明显区别于普通科室，在确保智慧病房可复制性的前提下，同时保障建设效果。

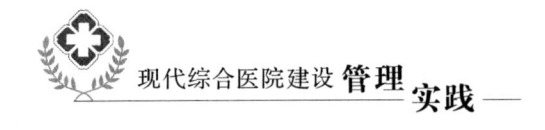

（三）智慧病房的落地和应用

部分医院的智慧病房建设存在通过硬件堆叠来打造形象工程的问题，而在实际建设过程中，因为缺乏业务相关方的深度参与，智慧病房建设停滞，相关设备束之高阁，无法满足业务需求，智慧病房建设宣告失败。智慧病房的建设应当以用户为中心，通过临床科室的深度介入以及软硬件一体化，实现互联互通和落地应用。

三、解决方案

针对智慧病房建设的项目背景、经费预算、建设难点和要点，结合现有的物联网技术、5G技术、人工智能技术、大数据技术等，进行智慧病房建设项目整体解决方案的设计。首先分析智慧病房建设的总体目标和思路，构建医院智慧病房整体架构，接着对智慧病房建设的关键系统和模块的设计要点分别进行阐述。

（一）智慧病房建设的总体目标和思路

明确智慧病房建设的总体目标：以患者为中心，以医疗业务开展为主线，以医护人员为根本，不断提升病房满意度，为患者提供智能、便捷、人性化的住院环境和服务，打造业内智慧病房标杆。具体的建设思路如下：

1. 从信息化建设的角度出发，梳理医院住院业务，分别从患者、医护人员、医院管理层的角度进行关键业务活动的分析和需求调研，将病房的核心业务需求划分为医疗类、服务类和管理类三种类型，以此为基础进行需求分析、整合和评估。

2. 在智能设备应用方面，以医院已有的 HIS 等系统作为患者数据核心，通过引入智能传感器、智能医疗设备等，从智慧病房医疗、智慧病房服务、智慧病房管理等视角基于物联网技术、5G技术、人工智能、大数据等技术构建软硬件一体化的智慧病房综合管理平台。

（二）智慧病房建设的整体架构设计

智慧病房的整体架构设计需要综合考虑可靠性、安全性、高效性，以患者为中心，同时需要兼顾与已有业务系统的互联互通，以及新增业务的可扩展性，在此基础上，充分结合医院的实际现状，吸收国内外建设标杆的相关优秀经验。

在具体的逻辑结构设计中，需要充分考虑患者、医护人员、医院管理层的核心诉求和应用场景，建议将智慧病房的整体架构划分为5个层次，包括基础层、设备层、模块层、院内集成平台和应用层，见图8-3-1。

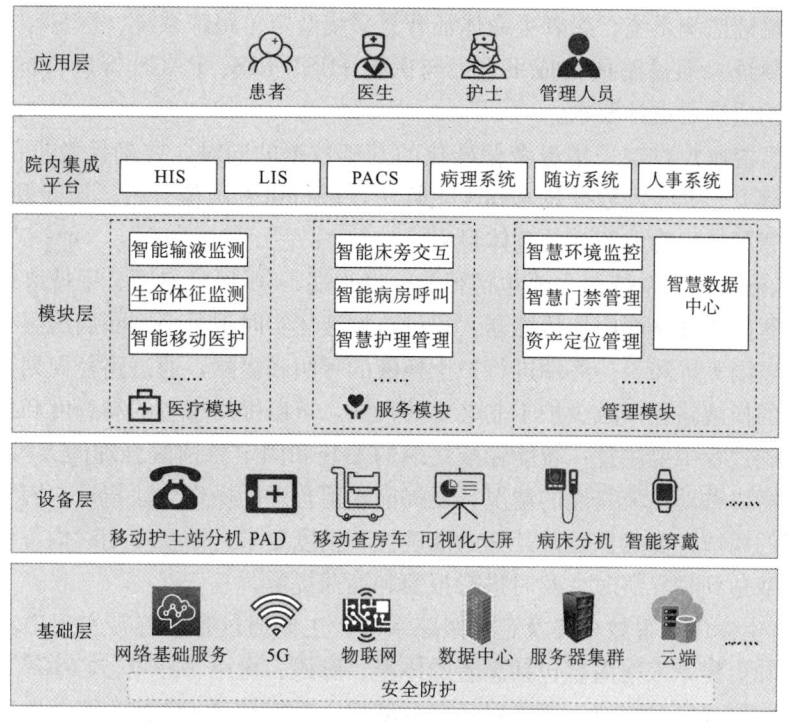

图 8-3-1　智慧病房整体架构

1. 基础层是智慧病房建设的前置条件。基础层需要考虑服务器集群、数据中心、物联网、网络基础服务和5G等。设计难点主要集中在如何建设多网融合的"5G+物联网"。一方面需要结合智慧病房的各个网络需求场景，有针对性地设计网络核心层、传输层，构建出智慧病房所需的"柔性"网络；另一方面，智慧病房涉及许多患者相关的应用场景，需要在网络安全层面进行强化并定期巡检。

2. 设备层是智慧病房建设不可缺少的部分，包括移动护士站分机、PAD、移动查房车、可视化大屏、病床分机、智能穿戴等，在设计和采购的初期就需要重点考虑不同设备的兼容性、扩展性，以及后续资产定位管理、运维巡检等工作。

3. 模块层是智慧病房建设的核心部分，根据智慧病房的建设目标将模块层划分为医疗模块、服务模块和管理模块三大类。因为智慧病房是一个整体，所以在建设过程中需要着重考虑不同模块之间的互联互通，避免形成信息孤岛。

4. 院内集成平台是智慧病房建设的枢纽，在具体的设计过程中需要重点关注相关的建设标准的一致性，比如业务字典、数据字段等，避免出现接口、模块不兼容的情况。因涉及医院的核心信息系统，包括HIS、LIS、PACS等，集成平台的可扩展性、响应速度和性能也需要充分考虑。

5. 应用层的设计重点是以患者为中心，结合患者、医生、护士和管理人员的核心应用场景和诉求来进行顶层设计。

（三）智慧病房医疗模块

智慧病房医疗模块的建设，需要聚焦于解决病房医疗相关的痛点问题。关键部分主要包括智能输液监测系统、患者生命体征智慧采集及定位跟踪系统、智慧移动医护系统等。建设时要统一通过院内集成平台，与医院 HIS、LIS、PACS 等进行标准化对接，确保性能、响应满足设计要求。

在通过智能医疗终端采集患者标准化的基础数据的同时，要确保数据的安全和脱敏，在此基础上，基于大数据技术和优化算法，进行患者画像分析、风险预测和预警，才能够实现智慧病房助力医疗的整体目标。

1. 智能输液监测系统：主要包括智能输液终端、5G 医疗专网、手持终端和监测大屏等部分。智能输液终端内置传感器，通过监控液体实时重量来判断病房患者的输液状态，并根据监测大屏和手持终端进行护士换液的呼叫和提醒，通过路径规划算法，为护士推荐最优的换液路径，减少护士非必要的奔波，可以提高患者的满意度和护士的工作效率。在实施过程中要注意：智能输液终端的安装和固定要预留合理的人机交互空间；要充分考虑需要移动输液终端的情况，要提前预留合理的操作方法指示；因输液装置直接涉及患者的病情，要确保输液计量的准确性和精度要求，需要定期对内置传感器进行标定；在药液达到临界值时，及时进行报警和换药提醒。

2. 患者生命体征智慧采集及定位跟踪系统：主要通过智能腕带实现患者生命体征数据的采集和上传，采集内容包括患者的体温、脉搏、血压、呼吸、心率等，同时可以实现患者当前位置实时定位，通过对病房区域建立数字化 3D 模型，结合患者生命体征数据及患者的活动频次和轨迹，智慧评估患者可能存在的护理风险，帮助护士可视化地管理病区患者。患者在紧急情况下，也可以通过智能腕带一键呼救等。

3. 智慧移动医护系统：由手持终端、移动平板、移动查房车、移动护理车、5G 医疗专网、综合管理系统等部分组成。智慧移动医护系统通过 5G 医疗专网与 HIS、LIS、PACS 等系统对接，可实现患者数据的一站式查询。医生可通过移动查房车、移动平板实时查看和记录患者数据、下达医嘱、远程查房等。护士可通过手持终端、移动平板、移动护理车进行患者各个阶段的护理管理。智慧移动医护系统能够实现病房医护数据的及时录入和提醒，避免重复性工作，提高医护工作效率。

（四）智慧病房服务模块

智慧病房服务模块从患者实际需求出发，结合病区的管理流程和要求来设计、开发和部署。

1. 智慧床旁交互系统：这是智慧病房服务的核心部分，由床旁交互智能终端设备（包括床旁摇臂、交互显示屏等）和床旁交互管理平台组成，采用全数字化联网，对接 HIS、LIS、PACS 等系统，能够为患者提供诊疗信息查询、检查化验预约及结果查询、费用明细查询、用药提醒等功能，实时快捷，减少患者无效的排队和等候。同时，还提供健康宣教视频、电影音乐、营养点餐、商超购物等功能，满足患者的住院需求，提高患者的满意度。

2. 智慧病房呼叫系统：智慧病房呼叫系统由电子床头卡、呼叫分机、呼叫主机等部分组成。呼叫系统对接院内护理系统，电子床头卡实时显示患者的住院信息，包括入住时间、计划出院时间、主治医生、管床护士等重要信息。呼叫分机支持患者换药呼叫、危急增援、护理呼叫和复位等功能，能够智能化地满足患者的病房呼叫需求。

3. 智慧护理管理系统：通过接入 HIS、LIS、物联平台等，实现智慧患者护理的闭环管理，支持实时拆分患者医嘱、查询患者生命体征数据及检查检验结果，支持危急值管理、电子化排班和交班。临床科室也可根据实际需求，自定义护理项目。

（五）智慧病房管理模块

智慧病房管理模块从安全管理、环境管理、效率管理三个维度切入，采用人脸识别、5G 网络、大数据、人工智能等技术，构建智慧病区环境监控系统、智慧病区门禁管理系统、智慧病区资产管理系统、智慧病区物流管理系统、智慧病区数据中心等，实现病区的可视化、智能化、科学化管理。

1. 智慧病区环境监控系统：住院患者的抵抗力普遍较低，不同临床科室对病房环境的要求存在差异。通过智慧病区环境监控系统，实现个性化的智慧病区环境监控，能够发现病区环境的异常情况，及时干预并修正。智慧病区环境监控系统主要包括传感器一体化模块、5G 网络和可视化大屏等。通过传感器一体化模块进行病区各项环境指标的实时数据采集，包括温度、湿度、噪声、$PM_{2.5}$ 等，并根据病区个性化的设定范围进行提示和告警。可视化大屏结合病区的数字化 3D 模型，能够帮助医护人员便捷地查看病区环境和评估患者的康复情况。

2. 智慧病区门禁管理系统：根据病区门禁管理的要求，严格进行病区的门禁管理。主要实施路径：通过对病区的动线进行分析，将病区的门禁权限等级角色划分为医生、护士、患者、患者家属、陪护、保洁等类型。通过人脸识别技术、红外体温测量技术等进行病区门禁权限的管理，同时将门禁权限有效期划分为临时权限、中期权限和长期权限，系统自动定期对权限进行复核和确认，实现智慧病区门禁管理。

3. 智慧病区资产管理系统：智慧病区涉及诸多硬件设备，如输液终端、智能腕带、手持终端、移动平板、移动护理车等，这些设备具有种类多、数量多、清点困难的特点。智慧病区资产管理系统采用 RFID+IR 技术，对接医院 ERP 平台，结合病区的数字化 3D 模型，可实现病区资产设备的可视化精细管理，减轻病区的资产盘点工作量，有利于医护人员将更多的精力投入患者治疗中。

4. 智慧病区物流管理系统：根据病区需求，采用多种物流手段相结合的方法。智慧病区物流管理系统包括箱式气动物流系统、智能 AGV 物流小车等，可实现病区设备、耗材、检验样本等的智能物流运输，减轻了医护人员和中央运输的压力，提高了智慧病区的物流效率。

5. 智慧病区数据中心：在智慧病区各个模块之间实现数据互联和信息共享的前提下，构建统一的智慧病区数据中心。智慧病区数据中心主要包括综合数据管理平台、护士站数据可视化大屏、病区患者综合画像、护士交班数据日报、医护绩效管理报表、病区应急响应综合可视化大屏等部分，有利于病区的工作调度和分配，提高护士交班效率。

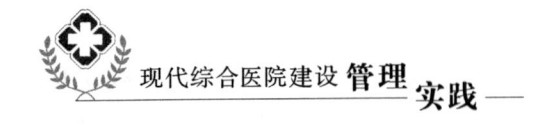

四、案例总结

本节以新建智慧病区为案例，介绍了智慧病区的建设背景、建设难点和要点，明确了智慧病房的建设目标和建设思路，即从智慧病房医疗模块、智慧病房服务模块、智慧病房管理模块三方面入手对智慧病区进行建设。

参考文献

[1] 魏智，王琳玲，黄昊，等．智慧病房设计与应用［J］．医学信息学杂志，2022，43（3）．

[2] 张梦娇，许佳，姚琼，等．智慧病房建设现状与思考［J］．医学信息学杂志，2023，44（2）．

案例四
大数据平台建设与应用

一、案例背景

随着医疗改革的不断推进，医院在数据管理上面临越来越多的挑战。在医院开业初期，信息建设聚焦于支撑业务运转，已经建设了 HIS、LIS、PACS 等系统，支持医院核心业务运行。随着医院业务逐步进入正轨，由于前期建设规划未充分考虑数据方面的需求，同时医院各科室对数据的需求不断增加，迫切需要启动和推进医院大数据平台建设。这些需求大致可以分为以下几类。

（一）数据上报需求

新建医院面临着电子病历评级、智慧医院评级、等级评审、公立医院绩效考核、卫生统计数据上报、慢性病数据上报、单病种数据上报等多维度、多类型的数据上报和申报任务，除此以外，还有部分区域管理的临时数据上报需求。这些数据需求普遍依赖于业务系统直接提取，而对于跨系统的数据需求，往往只能通过数据拼接的形式完成，数据质量和可追溯性均无法得到保障，很难满足医院整体数据驱动优化的要求。

（二）运营管理需求

医院自身的运营管理大量涉及数据统计，如工作量核算、医院收入支出等费用核算、科室内部质控管理、医院药品和耗材管理、DRG 数据分析等。医院也根据运营管理需求，开发和建设了部分报表，但这些报表普遍割裂地分散在业务系统中，运营管理人员需要从各个系统导出报表，才能进行数据计算和分析，数据维度的一致性、准确性和高效性很难得到保障。

（三）科研需求

医院已立项和在立项的部分科研项目均依赖于科研数据提取来开展后续的研究工作。这些科研类的数据需求字段范围较广，普遍涉及患者的病案首页、护理病历、检验检查结果、手术记录单等数据。由于大部分业务系统数据具有异构性，导致即使拼接数据，有时候也很难满足科研项目的数据需求，致使一部分有价值的研究思路被迫放弃。

二、建设难点

基于上述案例背景，华西天府医院管理层召开了专项会议，决定启动全院大数据平台的建设，从根本上解决全院各个口径"数据提取难、使用难"的问题，确保全院数据使用和上报满足"数据准确、数出有据"的要求。

由于医疗数据的特殊性和复杂性，考虑数据采集、数据治理和数据应用环节的具体痛点，经过充分的调研和分析，相关技术团队总结并归纳了医院大数据平台建设与应用的难点和要点。

（一）"烟囱式"系统建设，信息孤岛问题严重

医院在信息化建设前期缺乏业务架构和系统架构的顶层规划，且不同的业务系统分别招采给不同的厂商进行开发和建设，属于"烟囱式"系统建设。各个厂商的业务能力和技术水平参差不齐，导致各个系统间互不关联，形成信息孤岛，造成了诸多业务数据问题，如流程不畅、数据无法集中管理和呈现、数据不一致等。

（二）核心系统耦合度高，关键业务数据缺少埋点

HIS 是建设的重中之重。经分析发现，医院前期为了满足各个临床科室的业务需求，已将 HIS 与病理系统、LIS、PACS、健康体检系统、病案系统等诸多业务系统进行数据联通。由于缺乏统一的接口标准和模块化的架构管理，HIS 与其他业务系统高度耦合，但部分关键业务数据在 HIS 建设前期未考虑埋点，导致数据抽取复杂且困难。

（三）缺乏统一的数据管理制度和标准

医院常常缺乏统一的数据管理制度和标准，实际业务数据管理存在"多头管理"问题，部分方法和数据记录分散在各个业务系统和数据使用部门手中，数据的科学性、可追溯性较差，数据流程体系不完善，部分敏感数据存在未经审批就提取和使用的潜在风险。

（四）非结构化数据挖掘困难

医院大量的非结构化数据挖掘非常困难，原因一方面是对于非结构化数据的提取特征无法明确，另一方面是非结构化数据的挖掘需要大规模的计算能力。医院的业务系统每天都要承担较大的业务运行压力，无法提供非结构化数据挖掘的算力。

（五）人员业务能力建设和培训缺乏

医院的数据服务常依赖于经验丰富的第三方厂商，缺乏具备大数据平台建设和数据服务能力的专业人员。大数据平台的建设涉及业务和技术两个方面，对人员的业务能力要求较高，要求人员同时熟悉医院业务流程、大数据技术和需求管理分析。人员业务能力的缺乏可能会造成项目建设和落地与预期不一致。

三、解决方案

结合医院大数据建设的实际背景、建设难点和要点，进行医院大数据平台建设的解决方案的规划和设计。通过医院大数据平台建设的整体解决方案，实现数据的全生命周期的规范化管理，提高数据的准确性、可追溯性和可用性，达到大数据赋能业务、辅助决策的建设目标。

医院建设以数据采集、治理、应用为一体的大数据平台。医院大数据平台建设解决方案见图 8-4-1。

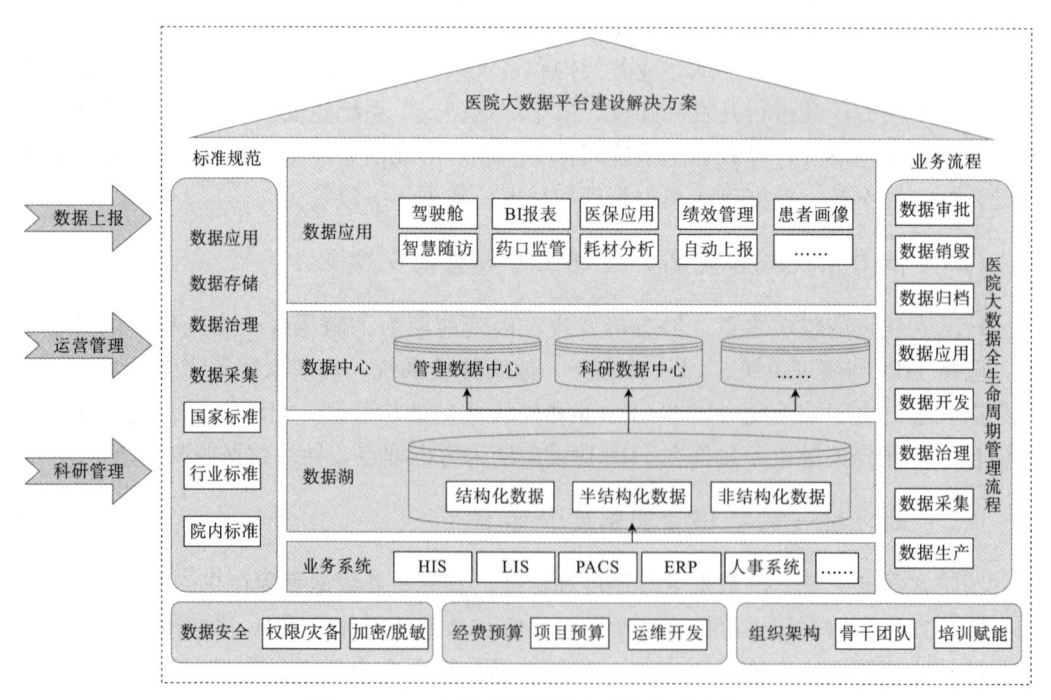

图 8-4-1 医院大数据平台建设解决方案

（一）建立医院大数据全生命周期管理流程

流程管理是医院大数据平台建设的基础和必要条件。通过梳理和构建医院大数据全生命周期管理流程，明确医院大数据管理业务的范围和内容，确保医院大数据平台的建设是从医院全局角度出发，各个环节落实到责任人，最大限度地避免数据的"多头管理"。

1. 数据源管理：建立医院数据源管理子流程，作为医院大数据全生命周期管理流程的关键环节。对涉及医院业务系统数据源新增、变更和删除的场景，进行规范化的管理。例如，对于需要新增业务埋点的情况，进行业务系统前端的改造，针对涉新增业务系统数据源的场景，建立统一的业务流程和数据结构的联动串讲机制，并形成标准化的输出文档。

2. 数据采集管理：建立标准化的数据采集子流程，规范化管理医院大数据平台数据的采集行为。通过接口管理、工具管理、巡检管理、审计管理等业务流程化的管理，确保数据采集的模块化、标准化、一致性、兼容性、安全性和可扩展性。

3. 数据存储：医院业务数据具有数据量大、增长快、数据结构多样的特点。这些数据包括患者的电子病历数据、检查检验结果、超声影像等。通过建立标准化的数据存储规范流程，确保大数据平台的数据存储安全，同时建立数据容灾备份机制，确保数据存储的安全性和可用性。

4. 数据整合：对医院大数据平台的数据整合业务进行梳理和分析，建立标准化的数据清洗和数据转换规范流程，包括数据清洗规则的制定、数据转换标准的明确等，结合数据整合的工具管理，确保数据整合的顺利进行。

5. 数据呈现与使用：数据呈现与使用是医院数据管理流程中的关键环节。数据呈现与使用流程主要包括数据模型管理、BI报表开发、数据服务开发与授权等内容。通过对数据呈现与使用子流程的梳理和分析，可以明确数据呈现与使用的范畴，便于模块化、标准化地呈现与使用医院数据。

6. 数据分析与应用：对医院数据分析与应用部分进行业务梳理，建立数据分析与应用权限管理，用户通过数据统一门户访问，有利于保障数据分析与应用的统一性和安全性。通过对数据分析与应用业务过程的集中式管理，能够提高数据分析与应用的整体效率，并确保数据安全。

7. 数据归档及销毁：数据归档有利于医院数据业务的质控管理和过程追溯，也是医院数据管理业务的必要节点。建立和健全医院数据归档及销毁流程，确保医院数据使用记录有据可查，保障数据安全，降低数据泄漏风险。

（二）梳理医院数据资产管理标准和规范

在医院大数据全生命周期管理流程的基础上，进行医院数据资产的梳理和分析，最终细化形成医院数据资产管理的标准和规范，具体内容如下。

1. 数据标准：业务系统中存在大量的结构化、半结构化和非结构化的数据字段，缺乏统一的数据标准将导致数据字段相同但含义不同、字段重名冗余等情况产生，影响数据的整合和分析使用。建立统一的数据标准，有利于技术层面实现数据共享，有利于业务层面提升效率、降低沟通成本，有利于医院运营管理层面进行精细化的数据分析。医院数据标准的建立和规范主要遵循以下原则。

1）唯一性原则：数据标准定义应具备唯一性，即拥有相同唯一识别码的数据元素，不会出现歧义。

2）共享性原则：数据标准的选择和定义应当具有共享性，需要从全局和长远的角度出发，考虑后续区域医疗大数据平台、跨院区数据共享等场景的应用需求。

3）标准化原则：数据标准应尽可能包括数据元素的业务属性、技术属性和管理属性。业务属性主要包括数据字段统计维度、计算方法、业务规则等，技术属性主要包括字段格式、数据来源、数据精度等，管理属性主要包括字段标准版本、生效日期、发布部门等。

4）统一性原则：数据标准的制定、管理、发布和更新，应由专门的数据标准管理人员或机构负责，避免已经失效的数据标准被误用，导致数据业务出现混乱。

5）落地性原则：部分医院的数据标准制定失败的主要原因，概括起来是数据标准制定之后没有得到有效执行，数据标准束之高阁，未能发挥相应的作用。可以通过专门的管理机构、数据资产管理工具等来实现数据标准的落地。

2. 元数据（meta data）管理：元数据是医院数据资产的重要组成部分。现将医院元数据管理的注意事项总结归纳如下。

1）明确元数据的分类、范围和应用场景。一般来说，医院元数据可以分为技术元数据、业务元数据和管理元数据。因为元数据的范围实际上非常广，在进行数据资产管理的初期阶段，可以选择使用频次较高的元数据进行管理，后续再根据实际需求来扩充。

2）建立多元化的元数据接入方式，对数据源进行评估。对于符合数据源接入标准的，可以直接从数据源建立自动化的抽取方式；对于不符合数据源接入的，可以进行规范化治理之后再接入。

3）元数据的分析类型包括数据血源分析、关联分析等。元数据建立起来之后，只有真正使用起来，才能发挥元数据的作用。

3. 主数据（master data）管理：医院数据资产建设应当关注的另一个重点内容是主数据管理。主数据是在医院业务中相对稳定的、重要的、使用频次高、涉及部门多的一类数据。医院主数据的选择主要遵循以下原则。

1）权威性原则：错误的主数据批量使用将导致业务数据的错误，因此主数据应当由医院权威部门来维护和发布，确保数据的一致性和正确性。

2）稳定性原则：因为主数据涉及在不同业务中频繁使用，一般来说，主数据需要具有相对稳定性，在一段时间内变化幅度较小，如医院的人事主数据、财务主数据、项目管理主数据等。

3）高价值原则：在选择主数据的过程中，应当尽量选择使用频次高、涉及部门多、价值大的数据。

4. 数据质量管理：医院数据质量管理通常会面临诸多问题，常见的数据质量问题包括数据缺失、数据冗余、数据精度不足、数据范围越界、逻辑错误、数据不一致等。针对这些数据质量问题，医院建立了一套基于融合医学术语和行业标准的院内通用数据质量管理体系和方法，并形成数据质量管理知识库。

1) 数据质量管理关键技术：医疗数据库中包括大量的结构化、半结构化和非结构化的数据，利用自然语言处理技术结合医学数据集、行业标准进行预处理和融合治理，能够有效地提高数据治理的准确度和效率。

2) 数据质量管理体系：采用六西格玛 DMAIC 模型构建医院数据质量管理体系。首先发现和定义数据质量问题，进行数据质量问题的分类和评估，将数据质量问题分为数据唯一性问题、数据完整性问题、数据准确性问题、数据一致性问题等类型，从业务、技术、管理三个层面进行数据质量问题的原因分析，针对分析结果制定改进措施，并持续跟进改进措施的实施效果。

3) 数据质量管理知识库：将数据质量问题及案例归档形成数据质量管理知识库，通过数据质量管理知识库，能够识别同类型数据质量问题的发生频次和改进效果，实现医院数据质量管理工作从主要依赖业务骨干转变为主要依赖数据质量管理知识库。

5. 数据安全管理：医院进行数据资产管理必不可少的环节，也是大数据平台构建的前提条件。医院的数据安全管理措施主要从以下几个方面制定和实施。

1) 明确医院数据安全管理的相关方，设置医院数据安全管理部门/管理员，专门负责医院的数据安全管理，明确用户使用数据的安全制度和保密要求，定期开展医院数据安全培训，增强用户的数据安全意识和保密意识。

2) 根据数据的内容、性质等特点，进行数据保密分级，将数据分为普通数据、敏感数据、隐私数据等，针对不同的数据使用设置对应的存储层次、管控权限和审批流程。

3) 充分利用医院防火墙、安全策略、权限控制、数据加密和区块链等技术，在技术层面上确保医院数据安全，同时在条件允许的范围内，对核心业务数据进行容灾备份。

（三）医院大数据平台架构建设

医院大数据具有数据量大、数据产生速度快、数据多样性的特性，医院对大数据的业务需求也相应呈现出复杂性和多样性。构建一个通用、灵活、敏捷和模块化的大数据平台架构，有利于医院信息数据工作的开展，提高医院大数据服务质量和服务效率。医院大数据平台架构建设的关键技术经验总结如下。

1. 数据采集和存储：一般情况下，批量数据抽取会增加业务系统数据仓库负载，甚至有可能造成业务系统前端不可用。为了避免这种影响，医院针对主要业务系统，包括 HIS、PACS、RIS 等，构建主从数据库体系，在确保主从一致的情况下，所有的数据采集操作均在业务系统从库上进行，数据抽取过程中应用到的关键技术如下。

1) 数据库日志解析技术：针对 MySQL、Oracle 等传统关系型数据库采用变更数据捕获技术（change data capture，CDC），能够很好地识别和捕获数据库的动态变化，在实时同步数据的基础上，保障数据的一致性，同时也不会增加业务系统数据库的负载。

2)"流批一体化"技术：根据数据源实际情况和业务需求，将数据采集任务划分为实时数据采集、离线数据采集。实时数据采集主要针对流处理的业务场景，而离线数据采集一般通过数据提取、转换和加载的方式（extract、transform、load，ETL）进行。从理论上来说，实时数据采集的时效性明显优于离线数据采集。但是医院维护多种数据处理引擎，一方面不利于需要实时数据和批处理数据联合应用的场景，另一方面工具平台的维护和联通成本也比较高，因此构建一种"流批一体化"的数据处理引擎，能够实现海量数据的高并发实时抽取。

3)"湖仓一体化"技术：医院的各个业务系统大多数都具有异构的特点，不便于数据的服务和应用，通过构建医院"湖仓一体化"模式，首先对海量异构数据进行贴源存储，确保数据湖中数据的可追溯性、一致性和可靠性，在此基础上，引入数据仓库的管理和计算能力，能够起到计算存储分离、增强灵活性、提升效率和降低成本的作用。

2. 数据挖掘与应用：在"湖仓一体化"的基础上，进行数据服务的构建。构建内容主要包括主数据管理、元数据管理、数据安全、数据质量、数据模型和数据资产目录等，同时提供数据接口管理、运维管理、服务鉴权和服务监控等服务。

在数据应用层面，建设医院大数据统一门户，进行数据应用的安全和权限管理。大数据统一门户主要由数据OA系统、驾驶舱、科研检索平台、专病检索系统、指标监控、智能决策、患者360等部分构成。模块化的应用管理具有相当的灵活性和便捷性，能够为用户提供良好的数据支撑。

四、案例总结

本节总结分析了医院大数据建设中的一些痛点问题，结合建设的难点与要点，提出了对应的解决方案，即建立医院大数据全生命周期管理流程，通过数据源管理驱动业务系统的埋点和优化，梳理医院数据资产管理的标准和规范，完善人员培训机制，最终建立医院大数据平台架构，为医院大数据平台的建设提供参考。

参考资料

[1] 邵旻晖. 医院大数据集成与服务平台的建设与应用[J]. 计算机时代，2022 (2).
[2] 刘跃鸿. 基于大数据的医院智慧管理平台建设研究[J]. 电子元器件与信息技术，2022，6 (10).
[3] 马洪兰. 大数据平台在医院整体运营管理中的应用[J]. 财务与会计，2020 (9).
[4] 陈越，侯常敏. 基于大数据分析的公立医院运营信息化平台建设及应用[J]. 中国卫生经济，2020，39 (3).
[5] 宋雪，王觅也，郑涛，等. 医院大数据平台建设难点及关键技术研究[J]. 中国卫生信息管理杂志，2024，21 (2).
[6] 高峰，罗雪琼，张建伟. 医院大数据平台建设及其在医疗行为监管中的应用[J]. 中国医学装备，2019，16 (3).

案例五
智慧安防建设

一、案例背景

在现代社会，医院不仅是救死扶伤的场所，也是社会安全和稳定的重要保障。因此，医院安防建设的重要性日益凸显。智慧安防建设将信息技术和智能化手段融入医院安防管理中，提高了医院的安全性和管理效率，为医院的安全稳定提供了有力保障。

视频监控系统是智慧安防建设的核心之一。高清摄像头能够捕捉到每一个细节，为安保人员提供清晰、实时的监控画面。同时，智能分析算法的应用，使得监控系统能够自动识别异常行为，如人员闯入、物品遗留等，及时发出报警，提高安保人员的反应速度和处理效率。

门禁系统是智慧安防建设的重要组成部分。门禁系统能够实现多种验证方式，如刷卡、指纹、人脸识别等，确保医院出入口的安全性。同时，门禁系统还能够与视频监控系统实现联动报警，一旦有异常情况发生，安保人员可以迅速定位并采取行动，确保医院的安全稳定。

消防系统和报警系统也是智慧安防建设不可或缺的一部分。医院作为人员密集场所，一旦发生火灾等安全事故，后果不堪设想。因此，智慧安防建设需要配置消防报警系统，包括烟感、温感探测器、火灾报警主机等设备，以便及时发现和处理火灾等安全事故，保障医院的安全稳定。

无线网络覆盖是智慧安防建设的重要基础。无线网络能够为各种智能化设备和系统提供稳定、高速的网络连接，确保医院智慧安防建设方案的顺利实施。

数据安全保障也是智慧安防建设不可忽视的一环。随着医院的信息化建设越来越普及，医疗记录、患者信息等重要数据需要得到保护。因此，智慧安防建设方案需要包括数据安全保障措施，如数据加密、备份和恢复等，确保医院数据的机密性、完整性和可用性。

现代医院智慧安防建设是一个全方位、多维度的项目，旨在通过信息技术和智能化手段，提高医院的安全性和管理效率。视频监控系统、门禁系统、消防报警系统、无线网络覆盖以及数据安全保障等都是智慧安防建设的重要组成部分，可以有效提高医院的安全性和管理效率，保障患者和医护人员的合法权益，保证医疗工作有序开展，为医院的可持续发展和社会和谐稳定做出贡献。

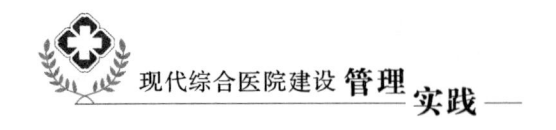

二、建设难点

(一) 医院出入口人员进出频繁，管理难度大

医院每天都会有大量的人员进出，如患者、陪同家属、可疑人员（小偷、发小广告者、医闹、医托）、内部职工、外包员工、外协人员（保安、保洁）、快递物流人员、外来访客（面试、拜访）、施工维修人员等，管理难度大。

(二) 员工管理精度较低，考勤中有代打卡情况

现阶段医院人员考勤管理一般采用指纹考勤、刷卡考勤等形式。医院采用考勤设备对员工进行日常考勤管理。此种考勤管理模式导致医院有单独的考勤设备成本，指纹考勤设备受光线、人员体表水分等因素影响较大，经常有打不上卡的情况。市面上不断出现指纹模型等代打卡工具，造成人员考勤信息不准确。对于门禁卡考勤，医院可复用门禁设备，减少考勤设备支出；但卡片容易被复制，代打卡等情况仍然存在，员工管理精度较低，考勤管理效率较低。

(三) 医院管控效率低下，院区围墙入侵等事件发现滞后，响应缓慢

医院内环境多样，如室内办公区域、室外院区道路、重点区域、人员密集区域等，目前一般由安保人员（巡逻检查）、院区内人员（监督）来完成日常的管理工作。管理工作包括外来人员管控、安全防范巡查、车辆乱停乱放清理等。

由于院区面积较大，内外环境多样，且人员流动性大，加上院区围墙周界等管理范围大、距离长，遇到陌生人闯入、有人集会闹事时，无法第一时间发现情况，严重影响安保处理时效。

(四) 医院内各管理系统独立，产生信息孤岛，浪费资源

医院的安防、消防、后勤、宣传等内部管理运营系统越来越多。长期以来，众多安防系统孤立运行，系统间接口协议不统一，造成系统间对接困难，在资源与业务整合上产生诸多问题。同时对于保安、后勤的管理人员来说，他们需要花费大量时间和精力去学习使用多个系统，不仅大大提高学习成本，还影响使用体验。

安防系统与医院信息系统之间相互独立。安防系统在运行过程中需要导入医院人员信息、车辆信息，医院信息系统需要获取考勤数据、车辆通行数据、外部人员来访数据等其他数据。传统的安防系统开放性差，无法进行有效整合，在数据对接过程中需要人工迁移，费时费力，容易带来信息安全隐患。

各个系统相互独立，存在重复建设的情况。如在门禁系统已经部署完成的情况下，可以选择合适的门禁点作为巡查点，避免在布建巡查系统的时候重复部署。

三、解决方案

随着医院信息化的推进，以及物联网等系统产品与技术的逐渐成熟，院区整体管理逐渐由传统粗放型向现代集约型转变，提升了安全工作管理水平。通过收集基础设施的数据，医院管理的精细度得以提升，院区服务的专业匹配以及院区体验的智能化也得到了加强，从而实现了从传统医院向智慧医院的转型。

医院智慧安防建设主要实现对整个院区（包括周界、人车出入口、公共区域、道路、办公楼、研发楼等）的安全防范管理，实现院区内人、车运行的有序、可靠、可管理，使得员工管理更加科学高效，考勤、进出权限、食堂人脸消费等功能更加智能便捷，提升院区人员的出行体验。同样可以使访客管理更加科学高效，做到可控、可查、可管，访客来访后可自助登记，系统会指引其至等待区域，一旦进入非授权区域，系统将自动报警。

医院智慧安防建设主要针对院区各重点区域的监控管理。通过医院智慧安防建设，可实现院区内视频自动巡更功能、院区周界入侵报警，从院内外进行防御管理，全方位保障院区安全。针对院区停车场详细规划停车诱导与反向寻车系统，进行院区内主干道和消防通道等区域的车流引导监控管理，方便院区内车辆管理，同时提升外来人员进入院区的停车体验。

医院智慧安防建设可实现院区火警和重大安全事件的预警信息及时推送，并实现与门禁系统、视频监控系统的联动，保障院区内工作人员在火灾发生时能够快速安全撤离并进行高效应急处置。针对院区内的信息引导及展厅宣传建设，通过LED透明屏和全息投影技术增强展厅的科技体验感，对整个院区进行碎片化的智能应用，使一些小场景应用也能实现视频智能化处理识别。将院区所有的物联网智能设备用一个平台统一管理起来，真正地消除信息孤岛。指挥中心建设一个统一的领导指挥舱平台，方便管理者通过院区整体数据把握院区情况。

四、提升措施

智慧安防建设能够加强医院的信息安全建设，帮助医院实现智慧化统一管理。智慧安防设计系统架构见图8-5-1。智慧安防建设还能使管理层明确了解院区运行情况，做到"看得见、管得着"，并进一步完善医院安全防范功能，提高医院的便捷性和有序性，加快对院区异常事件的处理速度，提升医院的综合管理水平。

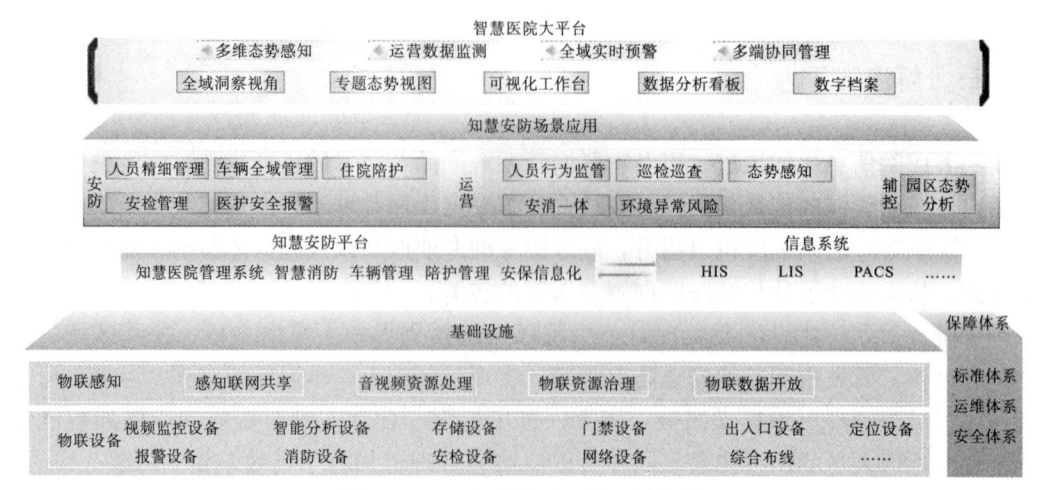

图 8-5-1 智慧安防设计系统架构

（一）视频监控系统的全面升级与高效整合

视频监控系统作为医院安防的核心组成部分，其升级与整合至关重要。首先，应引入高清摄像头，确保监控画面清晰可辨，不错过任何细节。其次，推动视频监控系统向网络化、智能化转型，利用云计算和大数据技术进行远程监控和移动监控，实现对医院各角落的实时监控。最后，整合现有的视频监控资源，构建一个统一的视频监控平台，实现跨部门、跨区域的协同监控，提高监控效率和准确性。

（二）门禁系统的智能化改造与全面优化

门禁系统是医院安防的重要防线，应进行智能化改造和全面优化。首先，优化门禁系统的布局，确保每个入口和出口都有合适的门禁设备，实现全区域的门禁控制。其次，引入更先进的识别技术，如人脸识别、指纹识别等，提高门禁系统的安全性和便捷性。最后，应定期对门禁系统进行维护和更新，确保设备的稳定运行。

（三）报警系统的精准化与快速响应

报警系统是医院安防的重要组成部分，应实现与视频监控系统、门禁系统等的联动报警。首先，完善报警系统的设备配置，引入更先进的报警技术，如红外线报警、微波报警等，提高报警系统的准确性和可靠性。其次，加强报警系统与视频监控系统、门禁系统等的联动，实现报警信息的实时传递和快速响应。最后，建立完善的报警处理机制，确保报警信息的及时处理和有效应对。

（四）消防系统的全面建设

消防安全是医院安防的重要组成部分。应建设智慧消防系统，具备实时监测、预警、联动等功能。首先，安装烟雾探测器、温度探测器等设备，及时发现火灾等安全隐患。其次，与视频监控系统、门禁系统等实现联动，一旦发生火灾等安全事故，能够迅速启动应急预案，实现快速响应和处理。最后，建立完善的消防管理制度和应急预案，提高医院消防安全管理水平。

（五）构建智慧安防管理平台

为了实现对视频监控系统、门禁系统、报警系统等的集中管理和控制，应构建智慧安防管理平台。首先，建立统一的安防数据中心，实现数据的集中存储和处理。其次，通过数据分析和挖掘，实现对医院安防状态的实时监测和预警，提高安防管理的效率和准确性。最后，加强与其他医院和公安部门的合作与信息共享，提高医院安防管理的综合水平。

（六）加强人员培训与素质提升

人员是医院安防管理的重要组成部分。应加强对安保人员的培训和管理。首先，提高安保人员的安全意识和应对能力，使他们能够熟练掌握各类安防设备的使用和操作方法。其次，加强医院员工的安防意识教育，提高全员的安全意识和参与度。最后，建立完善的考核和激励机制，激发员工参与安防管理的积极性和主动性。

五、案例总结

智慧安防建设绝不应该是对各个子系统进行简单堆砌，而是在满足各子系统功能需求的基础上，寻求内部各子系统之间、与外部其他智能化系统之间的完美结合，如视频监控系统的全面升级与高效整合、门禁系统的智能化改造与全面优化、报警系统的精准化与快速响应、消防系统的全面建设、智慧安防管理平台的构建以及加强人员培训与素质提升等，提高医院的安全防范能力和管理效率，为患者和员工提供更加安全、便捷的医疗环境。

参考资料

[1] 智慧医院建设指南（DB34/T 4011—2021）[S]. 北京：中国标准出版社，1996.
[2] 杨慧清，胡建平，周光华，等. 智慧医院建设顶层设计与实施路径[J]. 中国卫生信息管理杂志，2022，19（1）.
[3] 国家卫生健康委办公厅关于印发医院智慧服务分级评估标准体系（试行）的通知（国卫办医函〔2019〕236号）[EB/OL].（201903-18）. http://www.nhc.gov.cn/yzygj/s3593g/201903/9fd8590dc00f4feeb66d70e3972ede84.shtml.
[4] 国家卫生健康委办公厅关于进一步完善预约诊疗制度加强智慧医院建设的通知（国卫办医函〔2020〕405号）[EB/OL].（202106-04）. https://www.gov.cn/zhengce/zhengceku/2020-05/22/content_5513897.htm.
[5] 国务院办公厅关于推动公立医院高质量发展的意见（国办发〔2021〕18号）[EB/OL].（202106-04）. http://www.gov.cn/zhengce/content/2021-06/04/content_5615473.htm.

［6］崔文彬，唐燕，刘永斌，等．智慧医院建设理论与实践探索［J］．中国医院，2017，21（8）．

［7］宋雪．智慧医院建设发展趋势及思路分析［J］．中国医院建筑与装备，2023，24（3）．

［8］李少冬．关于智慧医院建设若干问题的思考［J］．中国医疗管理科学，2023，13（2）．

［9］李锦，刘燕，李霞．智慧医院建设现状及应对策略研究［J］．通讯世界，2022，29（2）．

［10］关于印发医疗卫生机构网络安全管理办法的通知（国卫规划发〔2022〕29号）［EB/OL］．（202208－08）．https://www.gov.cn/zhengce/zhengceku/2022－08/30/content_5707404.htm．

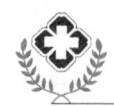

［11］王力华，任海艳，张雨辰．基于医院患者就诊流程优化的智慧服务建设实践［J］．中国卫生信息管理杂志，2020，17（3）．

［12］沈轩，张钧，张诚，等．医院智慧云导诊平台的构建与应用研究［J］．中国卫生信息管理杂志，2022，19（4）．

［13］孔鸣，何前锋，李兰娟．人工智能辅助诊疗发展现状与战略研究［J］．中国工程科学，2018，20（2）．

［14］唐正，李薇，杜春霖，等．互联网＋慢病连续性健康管理模式的信息化平台建设与实践探讨［J］．中国数字医学，2023，18（3）．

［15］成静静，魏鸿斌，陈浩源．基于5G边缘云技术赋能智慧医疗应用创新［J］．数据通信，2023（1）．